AUS DER CHIRURGISCHEN UNIVERSITÄTSKLINIK ZÜRICH
DIREKTOR: PROF. DR. P. CLAIRMONT

ZUR FRAGE DER SPONTANHEILUNGEN VON CARCINOMEN

KRITISCHE ZUSAMMENSTELLUNG

INAUGURAL-DISSERTATION

ZUR

ERLANGUNG DER DOKTORWÜRDE

DER

MEDIZINISCHEN FAKULTÄT

DER

UNIVERSITÄT ZÜRICH

VORGELEGT VON

RUTH FRAUCHIGER
VON SPIEZ

GENEHMIGT AUF ANTRAG VON PROF. CLAIRMONT

ZÜRICH 1929

Springer-Verlag Berlin Heidelberg GmbH 1929

ISBN 978-3-662-38957-7 ISBN 978-3-662-39910-1 (eBook)
DOI 10.1007/978-3-662-39910-1

Erschienen in „Zeitschrift für Krebsforschung", Bd. 29, 1929

Meinem verehrten Lehrer, Herrn Prof. *P. Clairmont*, danke ich herzlich für seine Anregungen zu dieser Arbeit und sein freundliches Interesse bei der Abfassung derselben.

Ebenso bin ich Herrn Oberarzt Dr. *Winterstein* für seine Mithilfe zu größtem **Danke** verpflichtet.

Einleitung.

Von den vielen Problemen, die das Carcinom dem Mediziner stellt, ist das seiner Vitalität, seiner von Fall zu Fall wechselnden Wachstumsenergie, seiner ununterbrochenen Vergrößerung und Ausbreitung trotz fortschreitender Kachexie des Körpers, seines Rezidivierens nach jahrelangem Ruhestadium, eines der schwergreifbaren. In dieser willkürlichen, scheinbar ganz regellosen Wachstumsweise stellt sich das Carcinom in Gegensatz zu den normalen Geweben des Organismus.

Von sämtlichen Geweben des Organismus ist bekannt, daß sie im Ganzen immer bestehen bleiben, sich aber in den einzelnen Elementen fortwährend neubilden. Untergang und Aufbau der Gewebe stehen im Gleichgewicht, Zellvermehrung und Zelltod verlaufen dicht nebeneinander; doch besteht ein Unterschied zwischen dem Gewebe des jugendlichen und demjenigen des gealterten Individuums, sowohl morphologisch (Knochen, Gefäßwände), wie funktionell, z. B. in der Widerstandsfähigkeit gegenüber äußeren Noxen.

Mit zunehmendem Alter werden die Organe kleiner infolge Atrophie der Einzelelemente und ungenügendem Ersatz zugrunde gehender Zellen. Die Organe unterliegen entsprechend ihrer funktionellen Beanspruchung starken Größenschwankungen. Sie hypertrophieren, werden größer bei Überlastung, sie atrophieren bei Inaktivität. Nie aber kommt es zu vollständigem Untergang eines Organes, selbst wenn es seine Arbeit gar nicht mehr erfüllen kann. Diese Erfahrungen, auf das Carcinom übertragen, zeigen, daß für die Krebse diese allgemeinen Gesetze nicht zutreffen. Es könnte sein, daß ein Carcinom, welches als ein sehr lebensfähiges Gebilde aufzufassen ist, sich in seiner Wachstumsfähigkeit nach einiger Zeit erschöpft und spontan zugrunde geht. Bei den Krebsen kennen wir aber nur anhaltendes Wachstum, vielleicht durch Ruheperioden unterbrochen; zu einer Altersatrophie infolge Erschöpfung der Geschwulstzellen kommt es aber nie. Auch die Funktion ist ohne Einfluß auf das Wachstum, indem sowohl sezernierende Drüsencarcinome als auch nichtfunktionsfähige scirrhöse Krebse das gleiche ungehemmte, immer fortschreitende Wachstum zeigen. Es wäre aber auch denkbar, daß in Analogie zu Infektionskrankheiten der Organismus gegen das Neoplasma Antikörper bilden könnte, die schließlich im Kampfe gegen die Neubildung den Sieg davontragen. Die klinischen Erfahrungen sprechen auch gegen diese Überlegung. Trotzdem finden sich in der Krebsliteratur einige merkwürdige Beobachtungen über Krebsentwicklung und Krebsrückbildung, die von der üblich bekannten Carcinomentwicklung abweichen oder abzuweichen scheinen, und die als *Spontanheilungen* angesehen wurden.

Nach der *v. Meyenburg*schen Definition sind Geschwülste Neubildungen, die aus Zellen und Geweben bestehen, welche durch Zellwucherung entstehen und wachsen und welche weitgehende Unabhängigkeit vom Organismus, in dem sie entstanden sind, zeigen, sich aber auf dessen Kosten ernähren. Besonders zu betonen ist die Autonomie der Geschwulst, ihre parasitäre Eigenschaft, ihre Unabhängigkeit vom Körperwachstum und die ganz besondere Fruchtbarkeit bei einer großen Hinfälligkeit der Geschwulstzellen (*Borst*). Die Malignität ist abhängig von der Art des Ausgangsgewebes, von der Intensität des infiltrativen und destruktiven Wachstums, und von dem wechselnden Verhältnis von Epithel und Stroma. Nach dem Verhältnis von Krebszellen und Bindegewebe lassen sich 3 verschiedene Formen unterscheiden. So zeichnet sich der Medullarkrebs durch den Reichtum an Tumorzellen gegenüber der geringen Entwicklung von Stroma aus, das Carcinoma solidum simplex durch mittlere Mengen von Carcinomzellen bei mäßig ausgebildetem Stroma, und schließlich der Scirrhus durch reichliches Vorhandensein von Bindegewebe gegenüber mäßig ausgebildeten Krebszellen. Nach einer Zusammenstellung von *Iselin* zeigen diese verschiedenen Carcinomformen bei der Brustdrüse deutliche Unterschiede in der Lebensdauer: ,,Mit Scirrhus Behaftete starben in der großen Mehrzahl in den ersten 5 Jahren, das Carcinoma solidum gestattete schon erheblich längere Lebensfristung, etwa $1/3$ lebte länger als 5 Jahre, und bei medullare endlich blieben $2/3$ länger als 5 Jahre gesund." Im Gegensatz dazu sprechen *Virchow, W. A. Freund, Handley, Schuchardt* u. a. dem Scirrhus infolge seines Bindegewebsreichtums ein langsames Wachstum und damit eine relativ günstige Prognose zu. Sie sehen in der starken Bindegewebsproduktion eine teilweise erfolgreiche Abwehr des Organismus gegen die Krebszellen. Vollkommene Zerstörung von Carcinomzellen ist dagegen äußerst selten beobachtet worden, doch sind in der Literatur immer wieder Arbeiten erschienen, die über Spontanheilungen von malignen Tumoren berichten. Namentlich im letzten Jahrzehnt haben solche Mitteilungen an Zahl zugenommen. Die Beurteilung der Frage der Spontanheilung von Carcinomen ist von den verschiedenen Autoren verschieden vorgenommen worden. Für die einen hat die Tatsache, daß der Körper dem Neoplasma wirksame Abwehrkräfte entgegen zu stellen vermag, mehr theoretisches Interesse, weil sie von vornherein die auf die Dauer unzureichenden Gegenkräfte des Organismus nicht hoch einschätzen. Andere bauen ihre Beobachtungen weiter aus im Sinne einer therapeutischen Verwertung. Wieder andere kommen zu einer neuen Krebstheorie, indem sie eine oder mehrere dieser Beobachtungen anderen voranstellen und sie zum Ausgangspunkte ihrer Betrachtungen machen. Im folgenden wollen wir kurz über die in der Literatur niedergelegten Ansichten über Vernichtung von Krebsgewebe bis zur Spontanheilung in chronologischer Reihenfolge berichten, soweit sie für uns zugänglich waren.

Die frühesten Arbeiten dieser Art befaßten sich besonders mit der Frage, ob maligne Geschwülste sich spontan zurückbilden unter dem Einfluß von fieberhaften Erkrankungen (Typhus, Cholera, Erysipel, Malaria usw.). 1880 hat *Fischer* mitgeteilt, daß wohl Sarkome in ihrem Verlauf durch derartige Erkrankungen beeinflußt werden können, aber nie Carcinome, was neuerdings *Strauss* bestätigt hat. Allerdings beschreibt *Bruns* einen Fall von Melanocarcinom der Brustdrüse mit zahlreichen axillären Drüsenmetastasen. Das Rezidiv in der Operationsnarbe wurde durch ein Erysipel zur Rückbildung gebracht. Einen ähnlichen Fall hat *Wolfheim* beobachtet. *Virchow* hat, ausgehend von Vernarbungsprozessen, die durch eine regressive fettige Metamorphose der Zellen im Zentrum der Geschwulst eingeleitet werden, festgestellt, daß das Carcinom keine Dauergeschwulst sei, daß vielmehr seine Zellen von hinfälligem Charakter und nur zu kurzer Lebensdauer angelegt seien. „Könnte man die Metamorphosen sofort über alle Teile des Krebses ausbreiten und den Nachwuchs akzessorischer Knoten hindern, so wäre die definitive Heilung sicher." *W. A. Freund* behauptet, daß unbekannt langdauernde Stadien der Krebskrankheit ohne jedes krankhafte Symptom verlaufen können. Er konnte in monatelanger Beobachtung allmähliche Rückbildung der bei der Operation zurückgelassenen Krebsmassen nachweisen. *Kahlen* erklärt Spätrezidive nach Totalexstirpation zum Teil als carcinomatöse Umwandlung von bis dahin unverändertem Epithel. Die Umbildungszeit in Tumorgewebe ist dabei größer, als wenn das Rezidiv unmittelbar aus zurückgebliebenen Geschwulstteilen hervorgeht. *Czerny* betont namentlich den Wert der Palliativoperationen (Gastroenterostomie, Colostomie, Jejunostomie, Ausschabung mit scharfem Löffel, Ätzung usf.), deren Monate und Jahre dauernder Erfolg er auf Rückbildung des carcinomatösen Prozesses infolge der Reizausschaltung zurückführt. Er stellt ferner fest, daß in manchen Fällen von unvollständiger Entfernung des Krebses der Organismus befähigt ist, den Rest der Geschwulst unschädlich zu machen, sogar zu vernichten. *Petersen* glaubt auf Grund seiner genauen histologischen Untersuchungen, daß die partielle Ausheilung eines Carcinoms durchaus möglich sei und daß diese Heilungsvorgänge sich vor allem an den ersten vom Primärtumor ausgehenden Metastasen abspielen. Die spontanen Heilungsbestrebungen kommen zum Ausdruck in den Schutzstoffen (Cytolysinen), in der Bindegewebswucherung und namentlich in den phagocytierenden Riesenzellen. Ebenso können kleine metastatische Krebsherde nach Ausschaltung des primären Herdes durch die Abwehrmittel des Körpers verschwinden. *M. B. Schmidt* hat histologisch den viel zitierten Untergang von Krebszellen in den kleinen Lungenarterien bei Carcinomen der Unterleibsorgane nachgewiesen. Die häufig und wiederholt verschleppten Carcinomkeime werden durch Organisation ihrer thrombotischen Hülle abgekapselt, dadurch wachstumsunfähig gemacht und vernichtet. *Orth* ist der Meinung, daß partielle Heilung von Carcinomen häufig vorkommt und daß man von örtlicher Heilung auch dann sprechen kann, wenn nach unvollständiger operativer Entfernung ohne ärztliches Zutun ein Schwund der Neubildung durch Resorption eintritt. *Ribbert* hat die Ausheilung von Lymphdrüsenmetastasen eines ausgedehnten Plattenepithelcarcinoms nachgewiesen. Nach seiner Theorie ist der Untergang der Krebszellen durch Toxine bedingt, die aus den Lymphocyten stammen, welche in dem Granulationsgewebe frei werden. *Mackay* sieht die Ursache der Spontanheilung in der Beschaffenheit des Serums. *J. Wolff* hat in seinem großen Werk „Die Krebskrankheit" die Selbstheilung des Carcinoms vor allem auf die Bildung von Antikörpern zurückgeführt. Er betrachtet sowohl die Cytolysine, die Verseifung, Verkreidung, Verkalkung, Fettmetamorphose, die Bindegewebswucherung, als auch das Hinzutreten von Entzündung, Gangrän, Erysipel und überhaupt Fieber als ursächliche Heilungsmöglichkeiten. Ferner betont er das Vorkommen der Spontanheilung von Metastasen, besonders nach Entfernung des Primärtumors. Ebenso wie nicht jeder verschleppte Keim zu einer metastatischen Tumorbildung führt, verursacht nicht jeder bei der Operation zurückgelassene Keim ein Rezidiv. *Handley* betrachtet die Bindegewebswucherung als Beweis für lokale Spontanheilung beim Carcinom. *Brettschneider* verlangt für den pathologischanatomischen Beweis bei spontaner Ausheilung die Autopsie. Er ist der Meinung, daß Rückbildungen von metastatischen Herden nach Entfernung des Primärtumors durch Verlust der Proliferationsfähigkeit und Schrumpfung, teils durch Schwinden der entzündlichen Schwellungen, teils durch regressive Metamorphose, im Sinne einer klinischen

Heilung sicher vorkommen. Als Ursache der unerwarteten Krebsheilungen werden wiederum Schutzstoffe des Organismus angenommen.

Nach *Theilhaber* ist die Ansicht der Unheilbarkeit der Krebskrankheit nicht mehr zulässig, und er sagt: ,,Jede Krankheit ist wohl einer spontanen Heilung fähig, solange sie nicht zu weit vorgeschritten ist. Wir wissen nicht, wie häufig Krebse in den ersten Wochen nach ihrer Entstehung sich wieder zurückbilden." Die Mehrzahl der Spontanheilungen betreffen Fälle mikroskopischer Carcinome. Auch die in die Lymphdrüsen verschleppten Carcinome heilen offenbar häufig. Als Grund der Heilung von Lymphdrüsenmetastasen nach der Entfernung des Primärtumors wird das Aufhören von Krebszellenimporten, die Hyperämie, die Bildung von reichlichem Stroma und die Rundzelleninfiltration angenommen. Ganz allgemein gesagt heilen Carcinome spontan entweder infolge primären Todes der Epithelien oder infolge primärer Wucherung des Stromas mit Rundzelleninfiltration oder infolge Kombination dieser beiden. *Theilhaber* hält die meisten sog. Spätrezidive für Neuerkrankungen. *Brosch* äußert die Meinung, daß kaum mehr daran gezweifelt werden könne, daß spontane Heilungen innerhalb des menschlichen Körpers vorkommen können. *Hess* weist mit Nachdruck darauf hin, die in der Literatur als Spontanheilung bösartiger Tumoren angeführten Fälle skeptisch zu betrachten, denn die Erfahrung habe gelehrt, ,,daß viele derselben, unter die kritische Lupe genommen, den Anspruch als ‚geheilte' im wahrsten Sinne des Wortes nicht verdienten". Er hat bei der Durchsicht der Literatur nicht einen einzigen Fall gefunden, der therapeutisch und durch interkurrente Krankheiten unbeeinflußt, d. h. im eigentlichen Sinne des Wortes ,,spontan" geheilt und ohne Rezidiv geblieben wäre. *Hansemann* ist der gleichen Meinung wie *Hess*. Er wendet sich aber besonders gegen die Mitteilungen *Theilhabers* und sieht in der Veröffentlichung solcher Fälle, wie sie die Spontanheilung von Carcinomen betreffen, die große Gefahr, daß die Patienten die Radikaloperation verweigern und sich mit einem palliativen Eingriff begnügen wollen. *Hansemann* gibt zu, daß kleine Metastasen sich restlos zurückbilden können und daß verschleppte Krebszellen nicht immer zu Geschwülsten anzuwachsen brauchen; aber die Latenzzeit der Rezidive könne außerordentlich lange dauern. Carcinome heilen nur dann mit Bestimmtheit, wenn ihre Zellen restlos zerstört worden sind.

Schüssler betrachtet die Phagocytose der Tumorzellen durch Stromariesenzellen als eine möglicherweise zur Heilung führende Abwehrreaktion. *Konjetznys* Hauptverdienst ist es, beim Carcinoma fibrosum des Magens und an metastatisch verschleppten Krebszellen im Netz durch histologische Untersuchung Heilungsvorgänge nachgewiesen zu haben, was er als partielle Heilung maligner Geschwülste bezeichnet.

Eine totale spontane Rückbildung dagegen, d. h. eine Eliminierung der Carcinomzellen aus dem Körper durch lokale und allgemeine Gewebsvorgänge hält *Konjetzny* noch nicht für sichergestellt. Durch die Tatsache, daß verschleppte Krebszellen zugrunde gehen, ist bewiesen, ,,daß der Körper in den ersten Stadien seiner Erkrankung nicht wehrlos gegen eine Dissemination der Krebszellen ist". *Well* steht auf dem Standpunkt, daß durch die Entfernung eines Primärtumors die Wachstumstendenz der Metastasen verlangsamt wird und daß sich die Carcinomteile jahrelang in einem Schlummerzustand halten können. Deshalb sei von einer palliativen Operation, worunter er einen Eingriff versteht, bei dem bewußt Carcinomreste zurückgelassen werden müssen, nie eine dauernde Heilung zu erwarten; wo Carcinomreste zurückgelassen worden sind, wird es früher oder später zum Rezidiv kommen.

Ceelen beobachtete bei einem jungen Manne mit Ulcuscarcinom des Magens die Zerstörung von Carcinomzellembolien in der Lunge durch endarteriitische Prozesse, indem Granulationsgewebe von der Intima zwischen die Tumorzellen einwucherte und sie vernichtete. *Ceelen* konnte alle Übergänge beobachten von frischen Geschwulstzellembolien mit anschließender Thrombose bis zu vollkommen fibröser Obliteration der Gefäße, in denen alle Tumorzellen vernichtet worden waren. Das Granulationsgewebe zeichnete sich durch einen Reichtum an Plasmazellen aus, die nach *Unna* um so reichlicher vorhanden sind, je benigner der Krebs verläuft. *Fraenkel* betont die verschiedenen Krankheitsformen des Faser- und Medullarkrebses, wobei der erstere durch die Abwehrkräfte des Organismus in Schranken gehalten werden kann. Aber der menschliche Krebs sei ,,einer spontanen Heilung nicht fähig. Die spontanen Heilungsvorgänge kommen über gewisse Ansätze und Andeutungen nicht hinaus. Es überwiegen die Erscheinungen des Angriffes, und die Erscheinungen der Abwehr sind zu verschleiert, um sie zum Ausgangspunkt einer Behandlung machen zu können". Als Ansätze zu Heilungsvorgängen werden die regressiven Veränderungen an den einzelnen Krebsknoten und die Vernichtung und Abkapselung von verschleppten Krebszellen betrachtet.

Nach *Erdheim* können Krebskeime nach Entfernung der primären Geschwulst bei Kräftigung des Körpers und Änderung der biologischen Verhältnisse latent bleiben oder sich sogar zurückbilden. Wenn aber die Widerstandskraft des Individuums aus einem andern Grunde herabgesetzt wird (z. B. durch Krankheit oder durch ein Trauma), fängt der ruhende Keim rasch zu wuchern an. *Müller* zeigt, daß Spontanheilungen maligner Tumoren häufiger vorkommen, als im allgemeinen angenommen wird. In seinen angeführten Fällen handelt es sich in der Hauptsache um Sarkome. *Mandl* (Klinik *Hochenegg*) berichtet über 8 Fälle von Dauerheilung bei nicht radikaler Operation von Mastdarmkrebs und erklärt diesen Befund damit, daß der Organismus mit dem restlichen Tumorgewebe, unterstützt durch geeignete Nachbehandlung, fertig geworden ist. In einigen Fällen *Hocheneggs* scheint durch eine starke Blutung intra operationem, trotzdem eine Radikaloperation nicht durchgeführt werden konnte, eine Rezidivbildung verhindert worden zu sein.

Roncali hat in einer großen Arbeit festgestellt, daß Carcinommetastasen in ihrer Entwicklung wohl einen Stillstand erleiden, daß sie sich auch spontan zurückbilden, aber niemals zu totaler Heilung kommen können. Theoretisch gibt *Roncali* auch die Spontanheilung zu bei ganz langsam verlaufenden Blastomen mit typischen differenzierten Zellen, weist sie aber bei rasch verlaufenden Blastomen mit embryonalen atypischen Zellen ab. Er betrachtet das Carcinom und die Zellen, die es aufbauen, als eine enorme Kolonie von Parasiten, deren Kampfplatz durch den Organismus des Wirtes dargestellt wird. Das Eindringen der neoplasmatischen Zellen in die Blut- und Lymphwege setzt er gleich der Invasion des Blutes durch irgendwelche Art von Mikroorganismen. Beim Carcinom handle es sich immer nur um entzündliche oder infektiöse Prozesse. *Trinkler* hebt die Tatsache hervor, daß Fälle existieren, bei denen der Stillstand des neoplasmatischen Prozesses beim Menschen mit absoluter Sicherheit festgestellt worden sei. Er betrachtet das Lymph- und Bindegewebe in den verschiedenen Stadien ihrer Entwicklung als den Hauptschutz des Organismus gegen das Eindringen und Wuchern des Neoplasmas. *Lubarsch* hat wiederum den Untergang der Krebszellen in Lymphdrüsen nachgewiesen. Selbst bei destruierenden Blastomen sollen Zeiten völligen Wachstumstillstandes vorkommen.

Sauerbruch hält das Vorkommen von Spontanheilungen beim Carcinom auf Grund seiner Erfahrungen für sichergestellt. Der anatomisch wichtigste Vorgang, der zum Verschwinden von Tumoren führen kann, ist eine reichliche Bindegewebsproliferation mit Ein- und Umwachsen des Krankheitsherdes. Es müssen aber noch Einflüsse angenommen werden, die von dem Bindegewebe und von den Gewebszellen stammen, die zu Zellauflösungen führen und deren Wirken noch unbekannt ist. *Borst* vertritt in seiner „Lehre von den Geschwülsten" die Ansicht, daß viele der verschleppten Tumorzellen sowohl infolge einfacher Ernährungsstörung als auch durch die Abwehrkräfte des Organismus zugrunde gehen. (Dazu komme noch die primäre Hinfälligkeit der Geschwulstzellen.) „Erst wenn die natürlichen Schutzkräfte versagen, kann es zu ausgedehnter Generalisation der Geschwulst kommen." *Borst* glaubt, daß partielle spontane Rückbildungen in Geschwülsten häufig vorkommen, daß dagegen die totale Spontanrückbildung einer echten Geschwulst beim Menschen eine ganz seltene Erscheinung darstelle. *Cordes* nimmt sowohl beim Sarkom wie beim Carcinom spontane Heilungsvorgänge als vorhanden an, obwohl sich diese infolge der verschiedenen Gewebszusammensetzung nicht auf dieselbe Art auswirken können. Beim Carcinom handelt es sich um lympho- und plasmacellulare Infiltration mit reaktiver Bindegewebswucherung, Auseinanderdrängen des Krebsgewebes und Auftreten von Riesenzellen, während es sich beim Sarkom um eine Umwandlung in Narbengewebe ohne celluläre Reaktion handelt.

Simon betont, in Anbetracht der zahlreichen Dauerheilungen nach operativen Eingriffen bei Carcinomkranken, daß die Selbstheilungstendenz der Geschwülste dabei eine gewisse Rolle spiele. Sie ist bei bösartigen Geschwülsten sicher sehr selten, aber doch so einwandfrei beobachtet, daß an ihrem Vorkommen nicht zu zweifeln ist. Eine praktisch bedeutendere Rolle spiele die teilweise Selbstheilung, die sich namentlich dadurch kundtue, daß metastatisch verschleppte Tumorzellen nicht unbedingt zu einer Sekundärgeschwulst auszuwachsen brauchen. Vom praktischen Standpunkte aus betont *Boas*, daß zur Vornahme eines radikalen Eingriffes des Primärtumors bei Metastasen in den regionären Lymphdrüsen keine Kontraindikation bestehe. Die beobachteten Rückbildungsvorgänge beim Magencarcinom, besonders nach Gastroenterostomie, ließen es zu, mit gewissem Recht von Heilung zu sprechen. *Renaud* hat die utopistische Ansicht, daß der Krebs wie die Infektionskrankheiten mit der Zeit verschwinden werde.

Auf Grund einer Umfrage betreffs der Spontanheilung des Carcinoms und nach Prüfung von in der Literatur angegebenen Fällen ist *Strauss* zu dem Resultate gekommen, daß die Spontanheilung ziffernmäßig bedeutungslos sei. Alle die wenigen Fälle, die einer kritischen Betrachtung standhielten, zeichneten sich aus durch einen „eigenartigen Verlauf". Einwandfreie Spontanheilung echter Geschwülste läßt *Strauss* nur beim Sarkom, nicht aber beim Carcinom zu.

Labhardt ist zur Überzeugung gekommen, daß die spontane Heilung des menschlichen Krebses eine unbestreitbare Tatsache sei; daß ferner nach Entfernung des Primärtumors die Krebsmetastasen einer Heilung zugängig seien, da beim Menschen die Metastasen weniger maligne seien als der Primärtumor; 3. daß es sich beim Krebs, wie bei den Infektionskrankheiten, um einen Kampf des Organismus mit den entarteten Zellen handelt, in welchem nicht von vornherein die letzteren Sieger bleiben müssen. *Schleiss* beobachtete bei Krebskranken schon im Frühstadium Krebszellen im Blut. Da in diesem Zeitpunkte noch keine Metastasen vorhanden waren und andrerseits die Carcinommetastasierung vorwiegend lymphogen erfolgt, muß angenommen werden, daß im Blut reichlich Carcinomzellen zerstört werden. Die Bedeutung der Abwehrfunktion des Reticulo-endothelialen Systems gegenüber bösartigen Geschwülsten konnte *Bogomolez* experimentell nachweisen, indem Krebsimplantationen bei spezifischer Reizung des reticulo-endothelialen Systems viel seltener erfolgreich sind. *Cramer* führt die in der Literatur sichergestellten Fälle von vollständiger Spontanheilung auf eine bestimmte Form der Beziehungen zwischen Krebszellen und Bindegewebe zurück.

In der Literatur treffen wir sehr verschiedene und gegensätzliche Ansichten über die Möglichkeit und das Vorkommen der Spontanheilung beim Carcinom. Es haben sich auch die Gesichtspunkte, von denen aus die Frage beleuchtet wurde, mit der Zeit geändert. Wenn zu Anfang des Jahrhunderts vor allem der theoretischen Seite der Frage das Hauptinteresse abgewonnen wurde, so stehen wir heute eher auf dem praktisch-ärztlichen Standpunkte.

Theilhaber und *Edelberg* prüfen die Frage der Spontanheilung, indem sie die Fälle einteilen in Heilungen des Primärtumors und bei verschleppten Carcinomzellen ohne jegliche ärztliche Beeinflussung, und Heilungen nach ärztlicher Intervention (unvollständige Operation und ohne Operation).

In den neueren Arbeiten, wie z. B. derjenigen von *Sauerbruch*, werden die Fragen geprüft, ob Spontanheilungen beim Carcinom und Sarkom vorkommen, wie sich eine solche Spontanheilung vollzieht, und welches die künstlichen Mittel sind, die den natürlichen Heilungsvorgang anregen oder unterstützen. *Cordes* untersucht zunächst die reinen Spontanheilungen, dann die Spontanheilungen im Anschluß an eine Alteration des Körpers (unvollkommener oder diagnostischer operativer Eingriff), nach Infektionskrankheiten, nach Seruminjektionen, Ätzungen, schwachen Röntgenbestrahlungen und schließlich die Rückbildung von Metastasen nach Entfernung des Primärtumors. *O. Strauss* beurteilt die Frage statistisch und teilt seine Fälle ein in reine Spontanheilung von Carcinomen und Carcinomrezidiven, Spontanheilungen nach ausgeführter Palliativoperation, und nach unvollkommener Operation; ferner bewertet er den Einfluß fieberhafter Erkrankungen auf den spontanen Heilungsprozeß und untersucht die Spontanheilung der Sarkome.

Im Verlaufe der Zeit ist der Begriff der Spontanheilung immer enger gefaßt worden; *wenn früher die rein klinische Beobachtung in erster Linie als maßgebend angesehen wurde, so wird heute ohne mikroskopische Untersuchung und ohne jahre- bis jahrzehntelange Kontrolle der Krankheit und schließlicher Sektion keiner dieser Fälle als einwandfrei der kritischen Betrachtung standhalten können.*

Wir haben in unserer Arbeit die aus der Literatur für uns zugänglichen Fälle von *Carcinom*spontanheilungen in einem 1. Kapitel zusammengestellt. Ein 2. Kapitel umfaßt diejenigen Fälle, die wir durch ein Rundschreiben in der Schweiz ermitteln konnten. Wir suchten der Frage der Spontanheilung eines Carcinoms zugleich in der Weise nachzugehen, daß wir uns mit den pathologischen Instituten, Kliniken und Spitälern der Schweiz durch einen Fragebogen in Verbindung setzten. In freundlicher Weise ist uns ein großer Teil dieser Fragebogen zurückgesandt worden; sie geben uns einen interessanten Aufschluß und eine wertvolle Stütze in unserer Fragestellung.

Um einer möglichst großen Zahl der in der Literatur als Spontanheilungen verzeichneten Fälle gerecht zu werden, stellen wir folgendes Schema auf:

a) Wissenschaftlich einwandfrei festgestellte Spontanheilungen ohne jeglichen Eingriff;

b) unsichere Spontanheilungen ohne jeglichen Eingriff;

c) wissenschaftlich einwandfrei festgestellte Heilungen nach palliativem oder unvollkommenem operativen Eingriff;

d) unsichere Heilungen nach palliativem oder unvollkommenem operativen Eingriff;

e) Rückbildung von primären Carcinomen und Metastasen und Stillstand von primären Carcinomen;

f) Spontanheilung von Hautcarcinomen;

g) langsamer Verlauf von Carcinomen;

h) Spätmetastasen und Spätrezidive.

Unter dem Begriff der „wissenschaftlich einwandfrei festgestellten Spontanheilung" setzen wir folgende Forderungen als erfüllt voraus:

1. Klinisch und histologisch übereinstimmende Diagnose;
2. bekanntes Spätresultat;
3. Sektionsbefund.

Wir sind uns wohl bewußt, daß diese neuaufgestellten Forderungen die strengste Kritik bedeuten, und daß es daher von vornherein schwierig sein wird, Fälle zu finden, die unter die Rubriken a) und c) einzureihen sind. Wir haben daher notwendigerweise alle jene Fälle, die nur „annähernd" diese streng gefaßten Forderungen erfüllen, „als unsichere" Heilungen eingereiht, unter b) und d). Dieser neue Maßstab bringt es mit sich, daß wir bei der Durchsicht der Literatur eine andere Einteilung der als Spontanheilung mitgeteilten Fälle vornehmen müssen. Wir üben damit nicht an der Richtigkeit der mitgeteilten Beobachtungen Kritik; es ist lediglich die Verschiedenartigkeit der Basis, welche die unterschiedliche Einstellung und Benennung ergibt.

Das Ausschlaggebende in der Auffassung über die Krebsspontanheilung sehen wir vor allem darin, daß die betreffenden Fälle nach klinischer Heilung und nach dem aus anderer Ursache erfolgten Exitus durch autoptische und histologische Untersuchung carcinomfrei befunden werden. Die Möglichkeit besteht, daß ein Patient von seinem

Carcinom klinisch als geheilt betrachtet wird und betrachtet werden darf, daß er aber in Wirklichkeit den Ausbruch des Rezidivs oder der Spätmetastasen nicht mehr „erlebt", obwohl ein positiver Befund erhoben werden könnte, wenn die Sektion ausgeführt würde. Aus diesen Gründen scheint es uns richtig, speziell jene Fälle gesondert zu betrachten, die uns einen wichtigen Aufschluß über das Vorkommen von Spätmetastasen und über den langsamen Verlauf von Carcinomen geben, was wir unter den Rubriken g) und h) ausführen werden. Es bleibt noch eine relativ große Zahl von Mitteilungen über Carcinomheilungen, die sich klinisch und auch autoptisch durch Rückbildung des Primärtumors oder der Metastasen auszeichnen, wobei aber die Krebskrankheit als solche in ihrem Fortschreiten unbeeinflußt bleibt. Wir haben diese Fälle unter e) zusammengestellt.

Die Hautcarcinome nehmen unter den krebsigen Tumoren eine Sonderstellung ein. Schon in früheren Zeiten (*Virchow*) wurde beobachtet, daß manche Carcinome, besonders diejenigen der Haut, sich durch einen gutartigen Verlauf auszeichneten. Später haben *J. Wolff*, *Koschier* und namentlich auch *Sauerbruch* auf diese Sonderstellung der Hautcarcinome hingewiesen. *Hansemann* zweifelt sogar, ob diese gutartigen Cancroide überhaupt zu den Krebserkrankungen gerechnet werden dürfen.

I. Kapitel.

a) Wissenschaftlich einwandfrei festgestellte Spontanheilungen ohne jeglichen Eingriff.

Nach Durchsicht und Prüfung der Literatur in Hinblick auf unsere oben aufgestellten Forderungen für die wissenschaftlich einwandfrei gesicherten Spontanheilungen können wir keinen einzigen Fall verzeichnen, der alle diese Forderungen erfüllte. Wir reihen daher alle diese Fälle, bei denen z. B. die histologische Untersuchung oder das Fernresultat oder der Sektionsbefund fehlt, ein unter das Kapitel:

b) Unsichere Spontanheilungen ohne jeglichen Eingriff.

Es handelt sich bei den 6 in Betracht kommenden Fällen um Carcinome ganz verschiedener Lokalisation. In einem einzigen Fall (3) fehlt die histologische Sicherstellung der Diagnose. Dagegen fehlt in allen 6 Fällen der Sektionsbefund. Die längste Beobachtungsdauer beträgt 4 Jahre (Fall 4 und 5), so daß wohl mit Recht alle diese Fälle zu den unsicheren Spontanheilungen gerechnet werden dürfen, namentlich im Hinblick auf die Spätrezidive und die langsam verlaufenden Formen von Carcinomen, von denen später noch die Rede sein wird (Tab. 1).

Tabelle 1. *Unsichere Spontanheilungen ohne jeglichen Eingriff.*

Fall	Autor	Alter i. Jahr.	Ge-schlecht	Klinische Diagnose	Histologische Diagnose	Metastasen, Drüsen	Verlauf und Fernresultat	Lebens-dauer	Sektion	Besonderes
1	*Senger*, 1894	42	♀	Carcin. der Wangen-schleimhaut	Schleimhaut-Carcinom	Submaxillar-Drüsen	Vernarbung n. 3—4 Wochen	un-bekannt	fehlt	Excision ein. Mo-larstumpfes und Entfernung der Geschwulst halb. zur Diagnosestell.
2	*Frank God-frey*, 1910	54	♂	Carcin. der Zungenwurz. u. d. Rachen-wand	Carcinom	Vergrößerte Lymphdrüsen i. Nacken links	Nach 1½ Jahren vollkomm. Ver-narbung	un-bekannt	fehlt	als inoperabel er-klärt. Ther. Anti-septan
3	*Sauerbruch*, 1922	56	♀	Ulceriertes Mammacarc.	fehlt	Vergrößerte Axillardrüsen	Nach 8—10 Tag. soporösem Zu-stand, plötzlich. Umschlag. Epi-thelialisierung	un-bekannt	fehlt	Ther. Mo- u. Scopo-polamin
4	*Erkes*, 1925	56	♀	Carc. pylori	Drüsen im ligt. gastrocolicum carcinomatoes	Drüsen längs kl. Kurvatur und im Ligt. gastro-colicum	Nach 4 Jahren Amputatio uteri wegen Myom. Ein Stück Magen excidiert: o. B.	un-bekannt	fehlt	letzte Untersuch. nach 4¾ Jahren
5	*Flesch*, 1927	33	♀	Carcin. aus-gehend v. d. Tuben-schleimhaut	Carcin. mit mili-aren Carc. meta-stasen (Prof. *Albrecht*)	Parametrien u. Peritoneum vis-cerale übersät.	Nach 4 Jahren gesund und ar-beitsfähig	un-bekannt	fehlt	—
6	*Casper*, 1927	47	♂	Tumor der Harnblase	Medulläres, pa-pilläres Carcin.	Keine	Nach 1 Jahr noch kleine Ge-schwulst, nach 2 Jahren cysto-skopisch kein Befund mehr	un-bekannt	fehlt	Bei Sectio alta als inoperabel erklärt. 1 Stück abgeriss. Verschorfung, 3× Diathermie

Besprechung der Fälle im einzelnen.

Fall 1 (Senger): Bei einer 46jährigen Patientin wurde klinisch ein Carcinom der Wangenschleimhaut gegenüber von einem Molarstumpf festgestellt. Ferner vergrößerte Maxillardrüsen. Der halbe Tumor wurde zur histologischen Diagnose, welche Schleimhautcarcinom ergab, entfernt, ebenfalls der Molarstumpf. Nach 3—4 Wochen zeigte sich die andere Hälfte des Tumors, welche „unberührt" geblieben war, vernarbt.

Die Diagnose Carcinom ist gesichert; die Beobachtungsdauer beträgt nur 3—4 Wochen; der Sektionsbefund fehlt.

Fall 2 (Frank Godfrey): Es handelt sich um ein ausgedehntes Carcinom der Zungenwurzel und der Rachenwand mit vergrößerten Lymphdrüsen im Nacken, das von mehreren Chirurgen in London als inoperabel erklärt wurde. Nach 1½ Jahren stellte sich der Patient wieder vor in vollkommener Gesundheit. Die carcinomatösen Geschwüre waren vernarbt.

Das Carcinom war histologisch sichergestellt; die beobachtete Heilungsdauer betrug 1½ Jahre. Der Sektionsbefund fehlt.

Auf die relative Gutartigkeit der Krebse des Nasenrachenraumes hat *Koschier* hingewiesen.

Fall 3 (Sauerbruch): Nach einem 8—10 Tage dauernden soporösen Zustand, der durch große Dosen von Morphium und Scopolamin bedingt war, wurde bei einer 56jährigen Patientin, die an einem inoperablen ulcerierten Mammacarcinom litt, ein plötzlicher Umschlag konstatiert. Der Tumor epithelialisierte sich innert 6—7 Wochen und die vergrößerten Axillardrüsen verschwanden bis auf kleine Reste.

Es wird nur über den klinischen Verlauf der Krankheit von 6—7 Wochen berichtet. Sowohl der histologische wie der Sektionsbefund sind nicht mitgeteilt.

Fall 4 (Erkes): Bei einer 56jährigen Patientin wurde wegen Carcinom des Pylorus, mit zahlreichen Drüsen längs der kleinen Kurvatur, im Lig. gastrocolicum, Mesocolon und Meso des Dünndarmes, die Operation mit einer hinteren Gastroenterostomie abgeschlossen. Eine Drüse aus dem Lig. gastrocolicum ergab mikroskopisch Carcinom. Nach mehr als 4 Jahren Amputatio uteri wegen Myoma uteri. Bei dieser Gelegenheit wurde das frühere Operationsgebiet untersucht, wobei festgestellt wurde, daß sowohl der Primärtumor als auch die vergrößerten harten Drüsen vollständig verschwunden waren. Ein exzidiertes Stück aus dem präpylorischen Magenanteil ergab histologisch derbes Narbengewebe. Die Untersuchung des Uterus ergab ein Leiomyom ohne maligne Veränderungen. Die Patientin blieb beobachtet $4^3/_4$ Jahre rezidivfrei. Die 2. mikroskopische Untersuchung beweist die Ausheilung des Tumors nahezu. Dennoch müssen wir an der Forderung der Autopsie festhalten, denn es können nach jahrzehntelangem „Schlummerzustand" die Carcinomzellen wieder erwachen.

Fall 5 (Flesch): Ein von der Tubenschleimhaut ausgehender Tumor bei einer 33jährigen Patientin mit miliaren Metastasen auf dem ganzen Peritoneum, mit Tumormassen ausgefüllten Parametrien und Ascites wurde mikroskopisch als carcinomatös festgestellt. Nach 4 Jahren wurde die Patientin gesund und vollkommen arbeitsfähig angetroffen.

Wiederum zu kurze Dauer des Fernresultates und Fehlen der Autopsie.

Fall 6 (Casper): Bei einem 47jährigen Patienten wurde cystoskopisch ein Blasentumor festgestellt. Der Tumor erwies sich bei der Sectio alta als inoperabel. Die histologische Untersuchung eines beim Versuch der Operation abgerissenen Stückes ergab medulläres, papilläres Carcinom. Nach 2 Jahren konnte cystoskopisch kein pathologischer Befund mehr erhoben werden. Therapeutisch wurde Diathermie angewendet.

Die Kritik weist auch bei diesem Fall auf die kurze Beobachtungsdauer und den fehlenden Sektionsbefund hin. Es können Übergänge von Papillomen zu Carcinomen sowohl im Rectum wie in der Harnblase klinisch eine relative Gutartigkeit aufweisen (*Rotter, Orth, Roncali*).

c) Wissenschaftlich einwandfrei festgestellte Spontanheilungen nach palliativem oder unvollkommenem Eingriff.

Es wurde schon oben darauf aufmerksam gemacht, daß in unserm Sinne sichere Spontanheilungen erfahrungsgemäß beim Carcinom kaum anzutreffen sind; so ist es auch nicht möglich gewesen, in der Literatur einen solchen Fall mitgeteilt zu finden, bei dem nach einem unvollkommenen operativen oder palliativen Eingriff eine autoptisch bewiesene Dauerheilung zustande gekommen wäre. Es ist aber eine Reihe von Fällen zu verzeichnen, die trotzdem in dieses Gebiet gerechnet werden müssen, bei denen die aufgestellten Forderungen nur zum Teil erfüllt sind. Wir betrachten sie als:

d) Unsichere Heilungen nach palliativem oder unvollkommenem operativen Eingriff.

Von den 26 Fällen, die wir hier zu verzeichnen haben, handelt es sich 16mal um Uteruscarcinome, die nach unvollständigem operativen Eingriff, zum Teil zwecks Diagnosestellung, geheilt sind. Wir möchten an dieser Stelle auf die Schwierigkeiten aufmerksam machen, die nach den Ausführungen von *Aschoff* in der Diagnosestellung eines Uteruscarcinoms liegen: das Maßgebende für die Diagnose ist das destruktive Wachstum; die Atypie der Epithelien ist nur ein begleitendes Symptom, das verschieden stark ausgebildet sein kann. Begreiflicherweise kann in einem Schabsel das destruktive Wachstum nicht einwandfrei festgestellt werden, da meist nur die oberflächlichen Schleimhautpartien excochleiert werden. Zudem können die drüsigen Bildungen den Drüsen bei einer Endometritis chronica hypertrophicans völlig gleichen.

In den letzten Jahren hat sich namentlich *Robert Meyer* mit der mikroskopischen Diagnosestellung des Uteruscarcinom auseinandergesetzt. Endometritis, Schleimhauthyperplasie, Plattenepithelknötchen, Polypen und Papillome können histologisch dem Carcinom sehr ähnliche Bilder aufweisen oder trotz Mangel an Atypien maligne sein, so daß die Beurteilung des Falles letzten Endes nur mit der klinischen Erfahrung möglich ist. Die Papillome des Korpus sind nach der klinischen Erfahrung stets als bösartige Neubildungen zu betrachten, während Papillome der Cervix, auch wenn sie große Dimensionen erreichen, stets gutartigen Charakter zeigen. *R. Meyer* hat mehrfach beobachtet, daß „zweifellose Carcinome der Portio und des Korpus durch Probeauskratzung oder Excision definitiv entfernt werden können."

In den übrigen Mitteilungen sind Mamma-, Ovarial-, intestinale und Unterkiefercarcinome zu verzeichnen. In allen Fällen fehlt der Sektionsbefund, in einigen auch die mikroskopische Untersuchung (Tab. 2, S. 532 und 533).

Besprechung der einzelnen Fälle.

Fall 7 (Czerny): Ein durch Ausschabung mikroskopisch festgestelltes Uteruscarcinom, das ins 1. Parametrium übergreift, wird mit Chlorzinkpasta geätzt. Der wegen Blutung nach 5 Monaten exstirpierte Uterus wird als myomatös erkannt, keine Spur von carcinomatösem Gewebe.

Es muß der Zweifel darüber ausgesprochen werden, ob der Eingriff nicht ein radikaler war. Es ist auch nicht mitgeteilt, ob der ganze Uterus in Serienschnitten durchuntersucht worden ist, was in solchen Fällen nötig ist, um ein sicheres Resultat zu erhalten.

Fall 8 und 9 (Czerny): Es handelt sich je um ein Unterkiefercarcinom, das bei einem 56 jährigen Patienten nach einer Operation, die nicht im Gesunden ausgeführt war, nicht wieder rezidivierte, nachdem metastatische Lymphdrüsen am Halse exstirpiert worden waren. Im 2. Falle blieb ein 48 jähriger Patient $1^{1}/_{4}$ Jahr ohne Rezidiv, nachdem solche mehrfach exzidiert worden waren.

Beide Fälle mangeln der histologischen Untersuchung. Die Beobachtungsdauer ist sehr kurz, so daß von einer definitiven Heilung nicht gesprochen werden kann.

Fall 10 (Lomer): Bei einer 31 jährigen Patientin wurde die ganze Vagina mit einem markigen, weichen Carcinom ausgefüllt gefunden. Der Versuch der Operation mißlang. Im Verlauf der Wundheilung erlitt die Patientin eine Brandwunde 3. Grades am linken Unterschenkel. Heilungsdauer nahezu 10 Jahre. Keine histologische Untersuchung. Es muß in diesem Fall auch an Tuberkulose gedacht werden. Es ist fraglich, ob der günstige Verlauf auf die durch die Brandwunde verursachten Temperaturen zurückzuführen ist, wie der Autor selber glaubt. Es fehlt auch der autoptische Befund.

Fall 11 (Lomer): Ein Carcinom der Cervixwand, das im Begriff war, in die hintere Muttermundslippe durchzubrechen, wurde bei einer 51 jährigen Patientin histologisch festgestellt. Totalexstirpation, bestimmt nicht im Gesunden. Mächtige arterielle Blutung aus dem rechten Parametrium. Die Patientin wurde 7 Jahr und 10 Monate ohne Rezidiv beobachtet. Nach der Theorie, daß geschwächte Individuen carcinomatöse Reste, die nach einer Operation zurückgeblieben sind. besser zu überwinden imstande sind als Individuen in voller Kraft, wird auch hier der durch die Blutung hervorgerufene Schwächezustand als Ursache der unerwarteten Heilung angesehen. Trotz der langen Beobachtungsdauer bleibt auch hier die Forderung der Sektion bestehen.

Fall 12 (Gordon Mackey): Bei einer 37 jährigen Patientin wurde ein mikroskopisch sichergestellter Scirrhus mammae operiert. Nach einem Jahr Operation der anderen Brust. Nach verschiedentlichen Bestrahlungen, denen immer wieder ein Rezidiv folgte und vergrößerte Axillardrüsen vorhanden waren und wegen Husten und Dämpfung auf beiden Lungen auf eine metastatische Pleuritis geschlossen wurde, trat nach einem Kollapszustand ein plötzlicher Wechsel des schlechten Befindens ein. Lokaler Rückgang der Tumoren und Aufhören des Hustens mit Resorption der Geschwülste. Keine späteren Daten mehr.

Zur Frage der Spontanheilung von Carcinomen. 531

Es ist klar, daß diese Rückgänge in einem derartig krebsig infiltrierten Körper nur als vorübergehende angesehen werden können.

Fall 13 (Blau): 64jährige Patientin mit Carcinoma uteri und Pyometra. Die Uterushöhle wurde 14 Stunden lang mit einem mit Chlorzinklösung getränkten Gazestreifen austamponiert. Nach 8 Tagen lag der Uterus in toto gelöst in der Scheide.

Es ist eine Frage für sich, ob eine solche Abstoßung von Gewebsteilen die einer Gangrän und Sequestrierung von Gewebsteilen gleichzusetzen ist, im Sinne von spontanen Heilungsbestrebungen des Körpers gedeutet werden darf. Zudem fehlt der histologische und der Sektionsbefund.

Fall 14, 15 und 16 (Weindler): Es handelt sich um 3 ausgedehnte Uteruscarcinome, die histologisch sichergestellt waren und die nach Auslöffelung, Verschorfung und Verätzung mit Carbolsäure 6 Jahre geheilt beobachtet werden konnten.

Die als palliativ angesehene Behandlung kann ebensogut einer radikalen gleichgesetzt sein. Fehlende Sektion.

Fall 17 (Brettschneider): Mehrmalige Excochleation, Combustion und Ätzung eines ulcerierten Portiocarcinoms mit ausgedehnten Infiltrationen beider Parametrien bei einer 53jährigen Frau. Entsprechend einem Laparotomiebefunde wurde eine allgemeine Peritonealcarcinose angenommen, da die vergrößerten Drüsen mikroskopisch Carcinom ergaben. Im Verlaufe von 2 Jahren ging der Tumor vollständig zurück und die Patientin wurde als geheilt angesehen.

Die Zeit von 2 Jahren als Beobachtungsdauer ist zu kurz, als daß sie eine Heilung beweisen würde.

Fall 18 (Theilhaber): entspricht den Fällen 14—16.

Fall 19 (Theilhaber): Entfernung eines ausgedehnten Mammacarcinoms mitsamt den infiltrierten Axillardrüsen. Nach 4 Wochen erneute Drüsenschwellung in der Axilla und Ödem des Vorderarmes. Mit Bierscher Stauung und Heißluftbehandlung war nach 2 Monaten die Drüsenanschwellung verschwunden. Kein histologischer Nachweis. Kein weiterer Bericht über den Verlauf.

Fälle 20 (Hess), 21 (Stratz) und 22 (Prym): Drei Fälle von Uteruscarcinom, die nach einer Auskratzung zwecks Diagnosestellung in Heilung übergingen. Einer der Fälle wurde 4 Jahre lang kontrolliert; die Uteri der beiden anderen Fälle erwiesen sich nach der Totalexstirpation als vollkommen normal.

Die Autoren selber ließen die Frage offen, ob es sich um eine Spontanheilung handle, oder um eine zufällige Heilung nach Excochleation.

Fälle 23 und 24 (Trinkler): Zwei Fälle von mikroskopisch sichergestelltem Pyloruscarcinom, die nach Gastroenterostomie 10 und 7 Jahre geheilt beobachtet blieben.

In diesen Fällen fehlt nur der Sektionsbefund.

Fall 25 (Trinkler): Bei einem histologisch sichergestellten Carcinoma colli uteri wurde die Totalexstirpation abgelehnt. Einspritzungen mit Borsäurelösung. Nach 2 Monaten waren sämtliche Symptome des Carcinoms verschwunden und blieben es 7 Jahre lang. Der Exitus erfolgte an Influenza mit intercurrenter Pneumonie.

Eine Sektion wurde nicht ausgeführt.

Fall 26 (Roncali): Ein Mammacarcinom rezidivierte nach seiner Exstirpation 2mal. Danach wurde eine Dauerheilung von 20 Jahren beobachtet.

Weder histologische Untersuchung noch die Sektion wurden ausgeführt. Es kann wohl angenommen werden, daß die Operation eine radikale war, zumal das 2. Rezidiv nur ein Narbenrezidiv war.

Tabelle 2. *Unsichere Heilungen nach palliativem oder unvollkommenem Eingriff.*

Fall	Autor	Alter	Geschlecht	Klinische Diagnose	Histologische Diagnose	Metastasen, Drüsen	Art des Eingriffs	Fernresultat	Lebensdauer	Sektion	Besonderes
7	*Heuck* (nach *Czerny*) 1900	unbekannt	unbekannt	Carc. uteri	Drüsen-Carcinom	ins l. Parametrium übergreifend	Ausschabung, Ätzung mit Chlorzink	Nach 5 Mon. Uterusexstirp. wegen Blutung Uterus o. B.	unbekannt	fehlt	Ursache der Blutung: Myom
8	*Czerny* 1900	56 Jahre	♂	diffuses Unterkiefercarcinom	keine	keine	Operation nicht im Gesunden. Nach ½ J. Exstirp. von 2 Lymphdrüsenmetastasen	1½ Jahre rezidivfrei	unbekannt	fehlt	—
9	*Czerny* 1900	48 Jahre	♀	Unterkiefercarcinom	keine	keine	mehrfache Exzisionen. 2 mal Rezidiv	1¼ Jahre rezidivfrei	unbekannt	fehlt	—
10	*Lomer* 1903	31 Jahre	♀	Carcinoma uteri Carcinoma vaginae	keine	Infiltration des r. Parametriums	Versuch der Uterusexstirp. mißlungen	10 Jahre ohne Rezidiv	unbekannt	fehlt	während d. Wundverlaufes eine Verbrennung 3. Grad. am linken Unterschenkel
11	*Lomer* 1903	51 Jahre	♀	Carcinom der Cervix (Durchbruch gegen die hintere Muttermundslippe)	Carcinom	keine	Totalexstirp. nicht im Gesunden	7 Jahre 10 Monate recidivfrei	unbekannt	fehlt	—
12	*Gordon Mackey* 1907	37 Jahre	♀	Mamma-Carc.	Scirrhus	Axillardrüsen	Operation. Nach 2 Jahren Bestrahlg. des Rezidivs ohne Erfolg	keines	unbekannt	fehlt	Im Verlauf hämorrhag. Pleuritis. Nach Kollapszustand Besserung: Resorption des Ergusses. Lokaler Rückgang der Tumoren
13	*Blau* 1907	51 Jahre	♀	Carc. uteri, Pyometra	keine	keine	Tamponade mit Chlorzinklösung während 14 Tagen	Uterus in toto gelöst in d. Vagina	unbekannt	fehlt	—
14	*Weindler* 1907	51 Jahre	♀	Carc. uteri	Carcinom	keine	Auslöffelung, Ausätzung	6¼ Jahre ohne Rezidiv	unbekannt	fehlt	Versuch einer Totalexstirpat. unmöglich
15	*Weindler* 1907	46 Jahre	♀	zerfallenes Uteruscarcinom	Carcinom	keine	Auslöffelung, Verschorfung	6 Jhr. ohne Rezidiv	unbekannt	fehlt	—
16	*Weindler* 1907	49 Jahre	♀	zerfallenes Uteruscarcinom	Carcinom	keine	Auslöffelung, Verschorfung	6 Jhr. ohne Rezidiv	unbekannt	fehlt	—
17	*Brettschneider* 1910	58 Jahre	♀	Uterus-Carc.	Carcinom uteri Lymphdrüsencarcinom	Peritonelcarcinose, carcinomatöse Infiltration im l. Parametrium	Probelaparotomie zur histologischen Diagnose, Excochleation und Combustion der Cervix	2 Jhr. ohne Rezidiv	unbekannt	fehlt	—

Zur Frage der Spontanheilung von Carcinomen.

Nr.	Autor	Alter	Geschlecht	Diagnose	Histologie	Metastasen/Ausbreitung	Behandlung	Verlauf			Bemerkungen
18	Theilhaber 1912	56 Jahre	♀	Uterus-Carc.	Carcinom	Verwachsung mit Becken, carcinomatöse Infiltration im l. Parametrium	Auskratzung, Cauterisation, Spülungen	8 Jahre ohne Rezidiv	unbekannt	fehlt	—
19	Theilhaber 1912	unbekannt	♀	Mamma-Carc.	keine	Verwachsung mit Pectoralis; vergrößerte Axillardrüsen	Totalexstirp. Nach 4 Woch. Vorderarm ödematös. In der Axilla. Bier'sche Stauung	1¼ Jahre gesund	unbekannt	fehlt	Rezidiv mit Heißluft behand. Nach 2 Monaten Drüsen verschwunden
20	Hess 1913	41 Jahre	♀	Uterus-Carc.	Adenocarcinom (Hansemann)	keine	Auskratzung zur Diagnosestellung	4 Jahre gesund	unbekannt	fehlt	Totalexstirpation abgelehnt
21	Stratz 1913	unbekannt	♀	Uterus-Carc.	Carcinom (Auskratzung) (Stratz)	keine	Totalexstirpation	unbekannt	unbekannt	exstirp. Uterus o. B.	Zufällige Heilung durch Excochleat.
22	Prym 1913	49 Jahre	♀	Uterus-Carc.	Cylinderzellencarcinom (Auskratzung Prym)	keine	nach 8 Tagen Totalexstirpation	unbekannt	unbekannt	exstirp. Uterus o. B.	Nur haselnußgroße Geschwulst
23	Trinkler 1922	unbekannt	♀	Carc. pylori	Carc. medullare	übergreifend auf Omentum majus zahlreiche Lymphdrüsenmetastasen	Gastroenterostomia antecolica	10 Jahre gesund	unbekannt	fehlt	Als inoperabel angesehen
24	Trinkler 1922	unbekannt	♀	Carc. pylori	Carc. d. Lymphdrüs. d. gr. Kurv.	Lymphdrüsenmetastas. an d. gr. Kurvat.	Gastroenterostomia antecolica	7 Jahre gesund	7 Jahre	fehlt	Als inoperabel angesehen
25	Heinatz (nach Trinkler) 1922	unbekannt	♀	Carc. colli uteri	Carcinom	keine	Einspritzungen mit Borsäurelösg. Nach 2 Mon. Carcin. verschwunden	7 Jahre gesund	unbekannt	fehlt	Totalexstirp. abgelehnt. Exitus an Influenza u. Pneumonie
26	Czerny (nach Roncali) 1922	unbekannt	♀	Mamma-Carc.	keine	keine	Exstirpation. 1. Rezidivoperation nach 8 Mon. 2. Rezidivoperation n. 9 Mon.	20 Jahre ohne Rezidiv	unbekannt	fehlt	—
27	Czerny (nach Roncali) 1922	unbekannt	♀	Carc. der Vagina	keine	keine	nicht radikale Operation	5 Jhr. 8 Mon. oh. Rezidiv	unbekannt	fehlt	—
28	Czerny (nach Roncali) 1922	unbekannt	unbekannt	Carc. des Colons	keine	keine	unvollkomm. Operation	5 Jahre oh. Rezidiv	unbekannt	fehlt	—
29	Korteweg (nach Roncali) 1922	unbekannt	♀	Mamma-Carc.	keine	keine	unvollständige Operation	10 Jahre oh. Rezidiv	unbekannt	fehlt	während 10 Jahre häufige Untersuch.
30	Delbet (nach Roncali) 1922	unbekannt	♀	Uterus-Carc.	keine	keine	Auskratzung	12 Jahre gesund	unbekannt	fehlt	Totalexstirp. abgelehnt
31	Laeven (nach O. Strauss) 1926	unbekannt	♀	callöses Magenulcus, ins Pankreas durchgebrochen	Carcinom	Carcinomatöse Infiltration d. Magens	Laparotomie u. Relaparotomie wegen Pylorusstenose n. 14 W. Gastroenterostomie. Bestrahlung	4 Jahre gesund	unbekannt	fehlt	Röntgentiefenwirkung?
32	Kohn 1926	alte	♀	Rezidiv eines Carc. uteri in d. Scheidennarbe	Carcinom	keine	als inoperabel erklärt	über 13 Jahre gesund	unbekannt	fehlt	Bildung ein. Scheidenmastdarmfistel
33	Most 1927	57 Jahre	♂	inoperables Rectum-Carc.	gallertig umgewandeltes, adenogenes Carc.	mit Blase verwachsen	Excision im carcinomatösen Gewebe	8¼ Jahre gesund	unbekannt	fehlt	Ther. feuchter Lehm
34	Prokin 1927	17 Jahre	♀	Ovarialcarcinom rechts	kleinzelliges Carcinom	Retroperitonealer Tumor. Histologie?	Exstirpation des Ovarialtumors	3 Jahre oh. Rezidiv	unbekannt	fehlt	—

Fall 27 (Roncali): Eine Patientin, die an einem Vaginacarcinom nicht radikal operiert wurde, blieb 5 Jahre und 3 Monate ohne Rezidiv.
Die Kritik lautet wie im Falle 26.

Fall 28 (Roncali): Ein Patient, dessen Koloncarcinom bestimmt nicht im Gesunden operiert wurde, blieb 5 Jahre ohne eine Spur von Rezidiv.
Ebenfalls fehlender histologischer und Sektionsbefund und zu kurze Beobachtungsdauer.

Fall 29 (Roncali): Nicht vollständige Amputatio mammae. Daher häufige Kontrolle während 10 Jahren; es konnte nie ein pathologischer Befund erhoben werden.

Warum soll es sich um eine Spontanheilung handeln? Warum nicht das Resultat des operativen Eingriffes? Es fehlt die mikroskopische Untersuchung und die Sektion.

Fall 30 (Roncali): Auskratzung eines Uteruscarcinom, da Totalamputation abgelehnt wurde. Trotzdem heilte Patientin und blieb während 12 Jahren rezidivfrei.

Da keine histologische Untersuchung vorliegt, kommt differentialdiagnostisch auch eine Endometritis in Betracht.

Fall 31 (Strauss): Es handelt sich um ein kallöses Magenulcus, das ins Pankreas durchgebrochen war. Nach 14 Wochen Relaparotomie wegen Pylorusstenose. Dabei wurde der Magen carcinomatös infiltriert gefunden. Vordere Gastroenterostomie. Der im Oberbauch sich entwickelnde Tumor wurde bestrahlt. Noch nach 4 Jahren völlige Gesundheit.

Wie der Autor selber bemerkt, fragt es sich, ob man es hier nicht mit einem jener seltenen Fälle zu tun hat, bei denen eine Röntgentiefenwirkung stattgefunden hat. 4 Jahre genügen nicht, um eine sichere Heilung annehmen zu dürfen.

Fall 32 (Kohn): Bei einer alten Patientin wurde ein nach Uterusexstirpation histologisch bewiesenes Rezidivcarcinom in der Scheidennarbe als inoperabel erklärt. Als sich die Patientin nach 1 Jahr wieder vorstellte, war sie überraschenderweise vollkommen genesen.

Der weitere Verlauf wird den Fall erst völlig klären können. Es ist auch möglich, daß die Probeexcision einer Radikaloperation gleichbedeutend war.

Fall 33 (Most): Ein 57jähriger Patient litt an einem inoperablen Rectumcarcinom, das mikroskopisch erhärtet war. Nach einer Palliativoperation rezidivierte der Tumor und bildete Metastasen am Damm. Unter Behandlung mit feuchtem Lehm gingen der Tumor und die Metastasen nach kurzer Zeit vollkommen zurück. Die Heilungsdauer beträgt über 8 Jahre.

Der Fall ist klar und einwandfrei beschrieben; aber wir müssen an unserer Forderung des Sektionsbefundes festhalten.

Fall 34 (Prokin): Bei einem 17 Jahre alten Mädchen wurde ein mächtiges rechtsseitiges kleinzelliges Ovarialcarcinom operativ entfernt, unter Zurücklassung einer großen retroperitonealen Geschwulst. Im postoperativen Verlaufe kam es zu Nahteiterungen und allmählicher Rückbildung der retroperitonealen Geschwulst. Nach 3 Jahren noch kein Rezidiv.

Der Fall ist nicht einwandfrei, da die retroperitoneale Geschwulst histologisch nicht untersucht worden war, und es sich möglicherweise um eine entzündliche Lymphdrüsenschwellung gehandelt hat.

e) Rückbildung von primären Carcinomen und Metastasen und Stillstand primärer Carcinome.

Unter dieser Rubrik stellen wir Fälle zusammen, die sich dadurch auszeichnen, daß im Verlauf der Krebskrankheit deutliche Abwehrbestrebungen des Gesamtorganismus beobachtet worden sind, die in manchen dieser Fälle sowohl klinisch als auch histologisch nachgewiesen sind, die aber auf die Dauer nicht genügten, die Krebskrankheit vollständig zu überwinden. Es handelt sich um 6 Magen-, 2 Mamma-, 1 Flexur-, 1 Rectum-, 1 Gaumen- und 10 Ovarialcarcinome (Tab. 3, S. 536 und 537).

Besprechung der Fälle im einzelnen.

Fall 35 (Alsberg): Bei einem 56jährigen Patienten wurde operativ ein Carcinom des Pylorus und zahlreiche Knoten länge der großen Kurvatur und über das große Netz hin festgestellt. Gastroenterostomiert blieb der Patient 3 Jahre völlig beschwerdefrei, worauf er innert 3 Wochen ad exitum kam, unter den Erscheinungen der Kachexie. Der Sektionsbefund zeigte einen stark carcinomatös infiltrierten Magen mit retroperitonealen Lymphdrüsen und Carcinomknoten auf dem Peritoneum des Zwerchfelles. Das ganze übrige Peritoneum war vollständig glatt. Die Knoten, die bei der Operation an der großen Kurvatur und im großen Netz gefunden wurden, waren verschwunden. Mikroskopisch bestand das große Netz aus atrophischem Fettgewebe.

Daß sich die Carcinommetastasen im Netz und an der großen Kurvatur zurückgebildet haben, ist histologisch als bewiesen anzusehen.

Fall 36 (Rotter): Bei einer 31jährigen Patientin wurde 2mal ein operiertes Mastdarmcarcinom ausgekratzt. Das 3. Rezidiv wurde als inoperabel erklärt. Als sich die Patientin nach wenigen Monaten wieder vorstellte, war der Prozeß spontan zurückgegangen, was auch durch die nach 3 Jahren vorgenommene Autopsie bewiesen werden konnte, als die Patientin ausgedehnten Beckenmetastasen erlegen war. Der histologische Befund des Rectumcarcinoms lautete auf Adenocarcinom, derjenige der Beckenmetastasen auf malignes Adenom. Wie auch von *Hansemann* betont wird, kann in diesen beiden von *Orth* gestellten Diagnosen nur ein gradueller Unterschied angenommen werden und nicht, wie der Autor versichert, 2 voneinander unabhängige Tumoren.

Fall 37 (Petersen und *Colmers):* Pylorusresektion und hintere Gastroenterostomie bei einer 54jährigen Patientin. Die zahlreichen Knötchen entlang den beiden Kurvaturen, im Lig. gastroduodenale und am Pankreaskopf, die histologisch als carcinomatös erkannt waren, waren 3 Jahre später angelegentlich einer Herniotomie sowohl autoptisch als auch mikroskopisch nicht vorhanden. Nach einem ½ Jahr: Ileus, Colostomie, Exitus an Herzschwäche. Die Sektion bestätigte den 2. Operationsbefund: Die Magenresektionsstelle war ohne Rezidiv, nirgends waren krebsige Drüsen und keine Peritonealcarcinose zu finden; dagegen fand sich je ein metastatisches Carcinom an der Flexur und im Zentrum eines Uterusmyoms.

Fall 38 (Schuchardt): Bei einem vorgeschrittenen Magencarcinom wurden bei der Operation Knoten auf dem Peritoneum parietale und Ascites, der als carcinomatös gedeutet wurde, angetroffen. Nach 2½ Jahren erfolgte der Exitus an Pleuritis. Bei der Sektion waren die Knötchen im Peritoneum und der Ascites verschwunden. Da die mikroskopische Untersuchung fehlt, kann eine tuberkulöse Erkrankung ebensogut angenommen werden wie eine carcinomatöse.

Fall 39 (Strauss): Bei einer 35jährigen Patientin wurde eine vordere Gastroenterostomie ausgeführt wegen eines Pyloruscarcinoms. Die Patientin blieb beschwerdefrei und starb nach mehr als 3 Jahren an Herzschwäche unter den Symptomen einer Kachexie. Die Sektion ergab eine allgemeine Carcinose, ausgehend

Tabelle 3. *Rückbildung von primären Carcinomen und Metastasen.*

Fall	Autor	Alter	Geschl.	Klinische Diagnose	Histologische Diagnose	Metastasen, Drüsen	Art des Eingriffs	Fernresultat	Krankh.-dauer	Sektionsbefund
35	Alsberg 1892	56 Jahre	♂	Carcin. pylori	Gallertcarcinom (Iwan Michael)	Knoten längs d. groß. Kurvatur und im Netz	Gastroenterostomie	8 Jhr. beschwerdefrei. Exitus nach weiteren 3 Monaten	3¼ Jhr.	Pylorus o. B. Magenoberfläche: gelatin. Tumoren. Retroperit. Lymphdrüsen. Auf Zwerchf. peritoneum Knoten. Sonst Perit. glatt.
36	Rotter 1899	31 Jahre	♀	Carcin. recti	Adenoma malignum. Gallertcarcinom (Orth)	Verwachsungen	1. Probelaparatomie. 2. Exstirpatio recti. 3. Auskratzung des Rezidivs. 4. Zweite Auskratzg. d. Rezid.	Nach 3. Rezidiv 3 J. lang spont. geheilt; dann Beckenmetastasen	3 Jahre	Im Darm Polypen, nichts Malignes. Beckenmetast.: Adenocarcinom
37	Beck (nach Petersen und Colmers) 1900	54 Jahre	♀	Carcin. pylori	Carcin. pylori u. Drüsencarcinom (Beck)	Drüsen entlang der Kurvatur, im Ligt. gastroduodenale und im Pankreaskopf	Gastroenterostomia post. Nach 3 Jahren Herniotomie: Altes Operationsfeld o. B. auch histologisch	Nach 1½ Jahr Ileus, Colostomie. Exitus an Herzschwäche	3½ Jhr.	Magenresektionsstelle o.B. Keine carcinomatös. Drüsen. Peritoneum o.B. 1 Carcinometastase im Zentrum eines Uterusmyoms, 1 Carcinommetastase in Submucosa der Flexur
38	Schuchardt 1901	unbekannt	unbek.	vorgeschritten. Magencarcinom	keine	Knötchen auf Peritoneum parietale. Ascites carcinomatosus	Resektion	Nach 2½ Jahren Exitus an Pleuritis	2½ Jhr.	Kein örtliches Rezidiv am Magen. Ascites und Knötchen auf Peritoneum verschwunden
39	H. Strauss 1901	35 Jahre	♂	Carcin. pylori	Scirrhus (Sektion Prof. Israel)	Metastasen an Magenwand	Gastroenterostomia anteocolica	Nach 3 Jahren Lungenbefund. Tumoren im Abdomen Exitus an Herzschwäche	3 Jahre 1 Mon.	Pneumonia fibrosa rechts Pleuritis chron. carcinomatosa. Hydrops pericardii. Hydrothorax sin. Carcinoma pyloricum. G. E. Peritonitis chron. Carcin.
40	Pearce Gould (nach Handley) 1909	unbekannt	♀	Mammacarcin.	Scirrhus	Nach 5 J. zahlreiche Drüsen- u. Hautmetastasen. Carcinomat. Spontanfraktur des l. Femur	Amputatio mammae	Heilung der Metastasen nach 6 Jhr. Dann stets gesund bis Exitus nach ca. 12 Jahren an innern Metastasen	18 Jahre	fehlt
41	Brosch 1912	42 Jahre	♂	Carc. der Flexura sigmoidea	keine	Links a. Damm harter Knoten	Diätetische Kur. Darmspülungen	Nach 4 Mon. völlig gesund, Tumor auf	4 Mon.	fehlt

Zur Frage der Spontanheilung von Carcinomen.

Nr	Autor/Jahr	Alter	Geschl.	Diagnose		Metastasen auf Peritoneum viscerale	Behandlung	Verlauf	Dauer	Letzter Befund
42	Theilhaber und Edelberg 1913	unbekannt	♀	papilläres Ovarialcystom	keine		Exstirpation ohne Berücksichtigung der Metastasen	Nach 11 Jahren Ovarialcystom der anderen Seite operiert Peritoneum überall glatt	11 Jhr.	fehlt
43	Konjetzny 1918	32 Jahre	♀	Magencarcinom	Carc. fibrosum ventriculi. Carcarcinom. Netzmetastasen	Netzmetastasen	Laparotomie, Relaparotomie n. 1½ J.: Netz o. B.	—	1½ Jhr.	Lebermetastase
44	Boyd 1921	40 Jahre	♀	Mammacarcin.	Scirrhus	zunächst keine	Amputatio mammae	Axillardrüs, Humerus-, Femur-, Bekkenmetastasen mit Frakturen. Erholg. innerhalb 4 Mon.	über 2 Jahre	Konsolidierung der Frakturen
45	Sauerbruch 1922	59 Jahre	♂	carcinomatöse Pylorusstenose	keine	keine	Gastroenterostomie	Nach 3 J. Relaparotomie weg. Gallenschrumpfblase. Pylorustumor verschwunden. Lebermetaste	3 Jahre	fehlt
46	Kohn 1926	83 Jahre	♂	Blasencarcinom Gaumencarcin.	keine	keine	keiner	Einige Jahre nach spontan geheiltem Blasencarcinom. Gaumencarcinom, das auch spont. heilte. Nach 18 Jhr Unterkieferdrüsen. Exitus	13 Jhr.	fehlt

von einem rezidivierten Pyloruscarcinom. Wir nehmen den Fall als ein gewöhnliches Rezidiv an, obschon der Autor betont, daß der Exitus an einer intercurrenten Krankheit erfolgt sei.

Fall 40 (Sampson Handley): Wegen eines mikroskopisch typischen Scirrhus mammae wurde die Amputation ausgeführt. Nach 5 Jahren große Axillar- und Supraclaviculardrüsen, zahlreiche Hautmetastasen und Spontanfraktur des linken Femurhalses. Alle diese Sekundärsymptome verschwanden im nächsten Jahre. Der Zustand der Patientin gut. Eine spätere Nachforschung hat ergeben, daß die Patientin nach 18 Jahren an inneren Metastasen zugrunde gegangen ist.

Fall 41 (Brosch): Bei einem 42 jährigen Patienten, bei dem ein Carcinom der Flexura sigmoidea diagnostiziert worden war, verkleinerte sich der Tumor im Verlaufe von 4 Monaten auf ein Drittel, mit deutlicher Besserung des Allgemeinbefindens. Therapeutisch-diätetische Kur und Darmspülungen. Da keine histologische Untersuchung vorliegt, muß auch an die Möglichkeit einer anderen lokalen Erkrankung des Sigmoids (Tuberkulose, Lues, Diverticulitis) gedacht werden.

Fall 42 (Theilhaber und Edelberg): Bei der Operation eines papillären Ovarialcystoms wurden die zahlreichen Metastasen auf dem Bauchfell nicht berücksichtigt. Als nach 11 Jahren dieselbe Operation auf der anderen Seite ausgeführt wurde, war das Peritoneum überall glatt befunden. — Keine histologische Untersuchung. Differentialdiagnostisch kommt Tuberkulose in Betracht und Pseudomyxoma peritonei e ovarii.

Fall 43 (Konjetzny): Bei einer 32jährigen Patientin wurde bei der Operation eines Magencarcinoms sowohl makroskopisch als auch mikroskopisch eine Carcinose des Netzes gefunden, mit den in der Einleitung erwähnten Heilungsvorgängen. Nach $1^1/_2$ Jahren war keine Spur mehr der Netzmetastasen zu finden, während sich in der Leber eine faustgroße Metastase entwickelt hatte.

Fall 44 (Boyd): Wegen eines mikroskopisch nachgewiesenen Scirrhus wurde die Amputatio mammae ausgeführt. In den nächsten Jahren zahlreiche verschiedene Knochenmetastasen mit Spontanfrakturen beider Humeri. Innert 4 Monaten erholte sich die elende Patientin derart, daß sie sogar wieder gehen lernte.

Fall 45 (Sauerbruch): 49jähriger Patient mit carcinomatöser Pylorusstenose. Gastroenterostomie. Als nach 3 Jahren eine Relaparotomie vorgenommen wurde wegen Gallenschrumpfblase, war der Pylorustumor verschwunden, aber in der Leber befand sich eine haselnußgroße Metastase.

Fall 46 (Kohn): Bei einem 83jährigen Herrn heilte nach langem Bestand ein Blasencarcinom spontan ab. Ebenso ein Gaumencarcinom, das einige Jahre später auftrat. 13 Jahre nach dem Blasentumor erlag er einem Rezidiv der Unterkieferdrüsen.

f) Spontanheilungen von Hautcarcinomen.

Es fällt auf, daß trotz der allgemein anerkannten Erfahrung der spontanen Heilungen bei Hautcarcinomen nur wenige solche in der Literatur zu finden sind. Das mag wohl darauf zurückzuführen sein, daß diese Fälle nicht als Besonderheiten aufgefaßt werden. Kein einziger dieser Fälle ist bis zu der Sektion verfolgt worden, was damit zu erklären ist, daß die Beobachtung der Heilung eines Hauttumors gegenüber den inneren Tumoren als sicher angesehen wird. Wir referieren im ganzen 7 Fälle (Tab. 4).

Fall 47 (Crosbie): Bei einem jungen Mädchen wurde ein ulceröses Epitheliom der Lippe, das histologisch einen malignen Tumor ergab und bei dem die regionären Lymphdrüsen infiltriert waren, partiell entfernt. Der größte Teil der Geschwulst, der zurückgelassen worden war, vernarbte innerhalb kurzer Zeit (1 Jahr). Die Drüsen verschwanden. — Es ist zu bemerken, daß ein Lippenepitheliom bei einem jungen Mädchen als eine große Seltenheit anzusehen ist. Die Beobachtungszeit beträgt nur 1 Jahr.

Fall 48 (Czerny): Bei einem alten Manne soll ein 2mal rezidiviertes Gesichtscarcinom nach Ätzung mit Chlorzinkpaste 3 Jahre kontrolliert, geheilt geblieben sein.

Keine histologische Untersuchung, zu kurze Beobachtungszeit.

Fall 49 (Trinkler): Bei einem Epitheliom der Unterlippe wurde zum Zwecke der Diagnosestellung eine Probeexcision vorgenommen, worauf innert 8 Tagen die Ulcera verheilten, die Infiltration resorbiert wurde. Während 3 Jahren Beobachtung ohne Rezidiv.

Fälle 50 und 51 (Trinkler): Zwei referierte Fälle von Vernarbung eines Hautepithelioms und eines Carcinoms der Unterlippe, ohne nähere Beschreibung.

Fall 52 (Kohn): Ein histologisch als Zylinderzellencarcinom erkannter Wangenkrebs heilte nach einem mit einer Schmierkur behandelten Rezidiv spontan ab. Es ist keine längere Beobachtungszeit angegeben.

Fall 52 (Avramovici): Bei einem 45jährigen Patienten, dessen Anamnese carcinombelastet war, bestand ein Geschwür der Unterlippe, das als carcinomatös

Tabelle 4. *Spontanheilungen von Hautcarcinomen.*

Fall	Autor	Alter	Geschlecht	Klinische Diagnose	Histolog. Diagnose	Metastasen	Verlauf und Fernresultat	Lebensdauer	Sektion
47	Crosbie, 1899	unbekannt	unbekannt	Ulcerös. Epitheliom der Lippe	maligner Tumor	Submaxillardrüsen	Vernarbung innerhalb kurzer Zeit	unbekannt	fehlt
48	Czerny, 1900	alter	♂	Rezidiviertes Gesichtscarcinom	keine	keine	Ätzung mit Chlorzink. 3 Jahre kontrolliert, ohne Rezidiv	unbekannt	fehlt
49	Heinatz (n. Trinkler), 1922	unbekannt	unbekannt	Epitheliom d. Unterlippe	Carcinom	keine	Vernarbung, 3 Jahre beobachtet	unbekannt	fehlt
50	Jakobsthal (n. Trinkler), 1922	unbekannt	unbekannt	Hautepitheliom	unbekannt	keine	Vernarbung	unbekannt	fehlt
51	Dorpater Klinik (n. Trinkler) 1922	unbekannt	unbekannt	Carcinom der Unterlippe	unbekannt	keine	Vernarbung	unbekannt	fehlt
52	Kohn, 1926	unbekannt	unbekannt	Wangencarcinom	Zylinderzell-Carc.	keine	Rezidiv mit Schmierkur behandelt. Heilung	unbekannt	fehlt
53	Avramovici, 1927	45 Jahre	♂	Carcinomatöses Geschwür der Unterlippe	Carcinom	keine	Operation vorgeseh. Heilung innerhalb 12 Tagen. 3½ Jahre Kontrolle	unbekannt	fehlt

nachgewiesen war. Der Patient litt seit einiger Zeit auch an Fieberattacken, die sich jeden 3. Tag wiederholten. Die Operation war vorgesehen, doch vernarbte das Ulcus innert 12 Tagen. Therapeutisch wurden nur Desinfektionsmittel angewendet. Die Fieberattacken hörten auf. Der Patient wurde während $3^1/_2$ Jahren mehrmals kontrolliert.

g) Langsamer Verlauf von Carcinomen.

Wie schon erwähnt, können uns diejenigen Carcinomfälle, die sich durch einen bemerkenswert langsamen Verlauf auszeichnen, eben durch diese Eigenschaft ein deutliches Bild geben einerseits von der geringen Bösartigkeit mancher Krebse, andererseits lassen sie die Annahme heute noch unerforschter Abwehrkräfte, die dem Organismus zur Verfügung stehen, annehmen. Es ist ja bekannt, daß Carcinome bei jugendlichen Individuen in der Regel um Vieles rascher verlaufen als bei gealterten. Was die Lokalisation und die Art des Krebses anbetrifft, so ist unter den langsam sich entwickelnden und langsam fortschreitenden nach unserer Statistik merkwürdigerweise der sonst als besonders maligne bekannte Scirrhus mammae an erster Stelle zu nennen. Entsprechend dem histologischen Bau neigt dieses Carcinom naturgemäß zu bindegewebiger Schrumpfung, was an und für sich eine ihm innewohnende Tendenz zur Spontanheilung bedeutet.

Sowohl dieser wie der nächstfolgende Abschnitt über Spätmetastasen zeigen klar, wie skeptisch man sich den Dauerresultaten der Spontanheilungen gegenüber einstellen muß, da Carcinomerkrankungen bis zu 28 Jahren überlebt worden sind und Spätrezidive nach 20 bis 30 bis 40 Jahren zu wiederholten Malen beobachtet worden sind.

Labhardt referiert folgende 3 Fälle von langsamem Verlauf:

1. Nach einer Amputatio mammae und Ausräumung der Achseldrüsen bildete sich kurze Zeit nach dieser Operation eine neue Geschwulst, die langsam zunahm und erst nach 6 Jahren ad exitum führte, infolge einer Blutung aus der ulcerierten Geschwulst.

2. Ein innert 13 Jahren sich langsam entwickelndes Carcinom an der Stirne wurde exstirpiert. Das sich nach 1 Jahr bildende Rezidiv überlebte die Patientin 10 Jahre.

3. Ein nach 1 Jahr post operationem eines Nasencarcinoms erscheinendes Rezidiv wurde $10^1/_2$ Jahre überlebt.

Koschier berichtet 2 Fälle von Nasenrachenraumcarcinomen, von denen das eine nach nicht radikaler Entfernung nach $2^1/_2$, das andere nach 9 Jahren ohne Metastasenbildung infolge von Aspirationspneumonie zum Tode führte.

Handley teilt folgenden Fall mit: Einer 80jährigen Patientin, welche vor 28 Jahren an einem Brustkrebs operiert worden war, wurden in Intervallen verschiedene Rezidive entfernt, wobei die affizierten Drüsen nicht berücksichtigt werden konnten.

Eliot berichtet über ein Mammacarcinom bei einer 54jährigen Frau, das operiert wurde. Dieselbe Operation mußte 1½ Jahre später auf der andern Seite ausgeführt werden. Nach 12 Jahren bekam sie ein Rezidiv, 17 Jahre nach der 1. Operation ein Rectumcarcinom und nach weiteren 5 Jahren zeigten sich multiple Tumoren in der Bauchhöhle.

Guleke: Ein nach 4 Jahren nach der Operation auftretendes Rezidiv eines Mammacarcinoms entwickelte sich langsam und führte erst nach 11 Jahren zum Tode.

Flesch verfolgte das Bestehen eines Mammacarcinoms über 40 Jahre lang. Der Tumor machte der Patientin keine Beschwerden, außer daß er oberflächlich näßte.

Clarke teilte 3 Fälle mit von nicht operierten Mammacarcinomen, die 5, 6 und 16 Jahre nach der Diagnosestellung noch lebten.

h) Spätmetastasen und Spätrezidive.

Die Einschaltung dieses Kapitels unter das Thema der Spontanheilungen hat denselben Zweck wie das vorhergehende Kapitel über den langsamen Verlauf von Carcinomen. Es ist notwendig, die Frage der Carcinomspontanheilung von einer andern Seite zu beleuchten und namentlich zu zeigen, daß die Notwendigkeit der strengsten Forderungen auf dem Gebiet der Spontanheilungen von malignen Tumoren, wie wir sie anfangs aufgestellt haben, durchaus berechtigt ist. Es ist begreiflich, daß manche dieser Spätrezidive von verschiedenen Autoren als Neuerkrankungen aufgefaßt werden, indem sie annehmen, daß ein Individuum, das einmal an einem Carcinom erkrankt sei, eine Diposition zu dieser Krankheit in sich trage.

So z. B. *Pearce Gould*, der in dem unten zu erwähnenden Falle, gestützt auf die mikroskopische Untersuchung des 2. sowohl wie des 1. Primärtumors, welche histologisch nicht übereinstimmende Bilder ergab, eine Neuerkrankung annehmen mußte. Es ist an dieser Stelle besonders zu betonen, *wie wichtig es ist, in solchen Fällen das Probeexcisionsmaterial und die Präparate dauernd aufzubewahren*, um mikroskopisch vergleichend die Übereinstimmung mit dem „Rezidiv" festzustellen.

Die Zahl der beschriebenen Spätrezidive ist groß. Wir verzeichnen daher nur eine Auswahl von typischen Fällen:

Labhardt referiert über Spätrezidive von Krebsen:

1 Fall (*Verneuil*): Rezidiv nach 30 Jahren.
1 Fall (*Boekel*): Rezidiv nach 29 Jahren.
3 Fälle (*Velpeau*): Rezidive nach 12, 14 und 16 Jahren.
1 Fall (*Cheyne*): Carcinomatös infiltrierte Drüsen, die bei einer Mammaamputation nicht mitexstirpiert worden waren, begannen nach 15 Jahren zu wachsen und wurden dann entfernt.

1 Fall (*Hahn*): 9 Jahre nach einer Larynxcarcinomoperation kam es zu Drüsenmetastasen.

1 Fall (*Hueter-Lossen*): Operation eines Unterlippencarcinoms bei einem 70jährigen Manne, der sich vor 20 Jahren derselben Operation unterzogen hatte.

1 Fall (*Sorgenfrei*): 12 Jahre nach einem operierten Unterlippencarcinom Auftreten eines Rezidivs.

Haberer sah 14 Jahre nach der Resektion eines Unterkiefercarcinoms in der Narbe ein Rezidiv.

Heinatz: 5 Fälle von Spätrezidiv mit Intervallen bis zu 15 Jahren.

Jordan: 1 Rezidiv 19 Jahre nach der Operation eines Zungencarcinoms; 1 Rezidiv 15 Jahre nach der Radikaloperation eines Mammacarcinoms.

Clairmont: Hypernephrom-Impfrezidiv in den Bifurkationslymphdrüsen 10 Jahre nach Entfernung des Primärtumors mit der rechten Niere.

Bircher: 1 Rezidiv $13^{1}/_{2}$ Jahre nach der Operation einer carcinomatös erkrankten männlichen Brustdrüse.

Weibel berichtet von Collumcarcinomen, die nach 6, 7 und 13 Jahren Rezidive setzten.

Judd teilt 1 Rezidiv eines Mammacarcinoms nach 12 Jahren mit.

Weil berichtet über einen Fall, bei dem $9^{1}/_{2}$ Jahre nach der Operation eines Magenkrebses ein Rezidiv, das von einer bei der Operation als carcinomatös infiltriert gefundenen Stelle ausging.

Lubarsch: Ein Fall von Mammacarcinom, der 15 Jahre post operationem infolge innerer Metastasen ad exitum führte.

Eliot: 2 Fälle von Brustkrebs, bei dem einen 17 Jahre nach der Operation ein Rectumcarcinom, bei dem anderen nach 22 Jahren multiple Tumoren in der Bauchhöhle.

Englisch: Auftreten von Lebermetastasen 21 Jahre nach der Exstirpation eines Rectumcarcinoms.

Pearce Gould beschreibt einen Fall von Pylorusresektion, bei dem nach 18 Jahren sich ein Rezidiv bildete, das nach einem Jahr ad exitum führte. Der Autor betrachtet das Rezidiv als einen 2. Primärtumor.

Gerzen: Spätrezidiv nach Amputatio mammae nach 15 Jahren.

Otsehkin, Spätrezidiv nach Amputatio mammae nach 40 Jahren.

Vergleicht man das Auftreten der Spätmetastasen mit den sonst als Heilerfolge nach Operationen von Carcinomen bekannten Daten, so muß man zugeben, daß letztere sich von den ersten nicht wesentlich unterscheiden. Die willkürliche und praktische Annahme, von einem Dauererfolg zu sprechen, wenn nach 3 oder 5 Jahren kein Rezidiv aufgetreten ist, kommt in unserer Arbeit als Basis nicht in Frage. Um die oben erwähnten Spätmetastasen und Spätrezidive den operativen Dauererfolgen zahlenmäßig gegenüberstellen zu können, referieren wir einige nennenswerte Dauerresultate nach Operationen:

Krönlein: Heilung $18^{1}/_{2}$ Jahre lang post operationem eines Adenocarcinoms der Niere.

Kümmel: Heilung 19 Jahre lang nach Carcinoma ventriculi (Keilexcision).

Wegele: Heilung 30 Jahre lang nach Billroth II.

Winterstein: 16 Jahre Heilung nach Resektion eines Carcinom des Colon transversum. Autoptisch keine Carcinommetastasen.

Eliot: Heilung 12 Jahre lang nach beidseitigem Mammacarcinom.

Clarke: 8 Fälle von Heilung nach Mammaamputation von 15—21 Jahren.

Hartmann: 9 Fälle von Heilung von Magenresektionen von 10—21 Jahren.

Es ist noch darauf hinzuweisen, daß in den meisten dieser Fälle von mitgeteilter Dauerheilung nach einer Operation eines Carcinoms ein Sektionsbefund nicht vorliegt — außer im Falle *Winterstein;* daß sie also als „sichere" Heilungen noch nicht gelten können.

II. Kapitel.
Rundschreiben in der Schweiz.

Von den 90 versandten Fragebogen, in denen nach spontanen Heilungen von Carcinomen und nach Heilungen solcher nach einem palliativen Eingriff oder nichtradikaler Operation, nach der histologischen Diagnose und nach der Dauer der Beobachtungszeit gefragt wurde, sind uns 70 beantwortet zurückgesandt worden. 59mal sind derartige Beobachtungen nicht gemacht worden.

In der Beurteilung der mitgeteilten Fälle, die uns in den übrigen Fragebogen zugekommen sind, verweisen wir auf die in der Einleitung gegebene Einteilung.

a) Wissenschaftlich einwandfrei festgestellte Spontanheilungen von Carcinomen konnten durch dieses Rundschreiben nicht eruiert werden.

b) Dagegen beobachtet *Imbach* (Zug) im Jahre 1900 bei einem 44jährigen Patienten ein durch Probelaparotomie und Probeexcision (Pathologisches Institut Zürich: Zylinderzellencarcinom) festgestelltes Carcinom der Gallenblase, das mit Magen und Darm diffus verwachsen war. 23 Jahre lang konnte der Gesundheitszustand des Patienten alljährlich kontrolliert werden. Die Nachforschung im April 1928 hat ergeben, daß der Mann (72jährig) gesund ist. Das mikroskopische Präparat aus dem Jahre 1900 ist nicht mehr vorhanden.

Kopp (Luzern) berichtet über einen Fall von histologisch bewiesenem Mammacarcinom bei einer Greisin. Unter Behandlung mit feuchten Kompressen heilte das Carcinom unter Selbstreinigung innert einigen Wochen vollkommen aus. Der Exitus erfolgte aus anderer Ursache als Carcinom.

c) Unter den im Schema als wissenschaftlich einwandfrei festgestellten Heilungen nach palliativem oder unvollkommenem operativen Eingriff ist wiederum kein Fall zu bezeichnen.

d) Unsichere Heilungen dieser Art sind folgende zu erwähnen:

Kopp (Luzern) beobachtete ein verjauchtes Uteruscarcinom, das er nicht im Gesunden ausbrannte. Nachdem die Jauchung noch eine Zeitlang angedauert hatte, trat Selbstreinigung und Granulation des ulcerierten Tumors ein. „Nach Jahren" war palpatorisch kein Uterus mehr feststellbar. Eine histologische Untersuchung wurde nicht ausgeführt.

e) Rückbildung von Primärcarcinomen oder Metastasen sind in folgenden Fällen beobachtet worden:

Baumann (Wattwil) hat verschiedene Male nach nicht radikaler Operation von Lymphdrüsensträngen bei histologisch nachgewiesenen

Mammacarcinomen, wo er ein Rezidiv erwartete, vollständige Heilung bis zu 10 Jahren eintreten sehen. Dabei betont er, daß er solche Fälle nie einer Nachbestrahlung unterziehe, da die Dauerheilung nach seiner Erfahrung auf diese Art mit größerer Sicherheit zu erwarten sei.

Bircher (Aarau): 1. 40jährige Patientin, bei welcher vor 3 Jahren eine Carcinommetastase der 6. Rippe, die histologisch befundet war, operiert wurde, wobei das Primärcarcinom des Intestinaltraktus nicht auffindbar war. Die Patientin ist heute noch in voller Gesundheit.

2. 56jährige Patientin, bei welcher vor 6 Jahren eine carcinomatöse Achseldrüse excidiert wurde. Der Primärtumor war damals nicht auffindbar. Nach 3 Jahren wurde die Patientin wegen Mammacarcinom operiert und ist heute noch klinisch geheilt.

f) Spontanheilung von Hautcarcinomen:

Lassueur (Lausanne) hat 2mal mikroskopisch untersuchte Cancroide am Augenwinkel spontan heilen sehen.

Du Bois (Genf) kennt zahlreiche Heilungen nach nicht radikaler Operation von Hautcarcinomen, die er 10—12 Jahre beobachtete.

Antonietti (Lugano) berichtet über einen Fall von multiplen Gesichtscancroiden, die spontan vernarbt sind. Klinisch handelte es sich um Epitheliomata basocellularia. Eine mikroskopische Untersuchung wurde nicht ausgeführt.

g) Ein typischer Fall von langsamem Verlauf resp. Spätmetastase ist von *Jung* (St. Gallen) beobachtet worden: Bei einer 33jährigen Patientin wurde ein Plattenepithelcarcinom der Portio festgestellt. Eine Radikaloperation wurde abgelehnt. 15 Jahre lang, während welcher Zeit die Patientin als geheilt betrachtet wurde, blieb sie vollkommen gesund, worauf ein rasch wachsendes, inoperables, das kleine Becken ausfüllendes Collumcarcinom innert 8 Wochen ad exitum führte. Der Sektionsbefund entsprach der klinischen Beobachtung.

Mehrere Fälle von Carcinomheilung nach Röntgen- und Radiumbestrahlung, die uns von *Jaeger* (Zürich), *Keller* (Muri), *Kopp* (Luzern) mitgeteilt worden sind, fallen für unsere Fragestellung außer Betracht.

Es ergibt sich aus der Zusammenstellung der in der Schweiz neu gesammelten Fälle von Carcinomspontanheilungen, daß, wie bei den aus der Literatur zusammengestellten Fällen, wissenschaftlich sichergestellte Spontanheilungen nicht zu verzeichnen sind, daß aber sog. unsichere Fälle, Rückbildungen von primären Carcinomen und Metastasen und Heilungen von Hautcarcinomen beobachtet worden sind.

Zusammenfassung.

In der vorliegenden Arbeit wird die Literatur über Spontanheilungen von Carcinomen gedrängt wiedergegeben; die mitgeteilten Fälle werden nach Zusammengehörigkeit zusammengestellt. Durch ein Rundschreiben in der Schweiz wird der erwähnten Frage nachgegangen. Wir sind dabei zu folgenden Resultaten gekommen:

Die Forderungen, die wir für eine wissenschaftlich einwandfrei geltende Spontanheilung verlangen, sind:

Klinisch und histologisch übereinstimmende Diagnose.

Bekanntes Fernresultat.

Sektionsbefund.

Zur Beurteilung der Fälle haben wir folgende Gruppen zusammengestellt:

a) Wissenschaftlich einwandfrei festgestellte Spontanheilungen ohne jeglichen Eingriff. *Kein einziger Fall entspricht unseren obigen Forderungen.*

b) Unsichere Spontanheilungen ohne jeglichen Eingriff. 6 Fälle mit einer längsten Beobachtungsdauer von 4 Jahren. Sektionsbefund fehlt immer.

c) Wissenschaftlich einwandfrei festgestellte Heilungen nach palliativem oder unvollkommenem operativem Eingriff. 26 Fälle. Davon sind 16 Fälle Uteruscarcinome, die nach unvollständig durchgeführten Operationen, meist zwecks Diagnosestellung, geheilt sind. Die restlichen Fälle sind Mamma-, Ovarial-, Intestinal- und Unterkiefercarcinome. In allen Fällen fehlt der Sektionsbefund, in einigen auch die mikroskopische Untersuchung.

e) Rückbildung von primären Carcinomen und Metastasen und Stillstand primärer Carcinome. 21 Fälle, bei denen klinisch teilweise Rückbildung und histologisch deutliche Abwehrreaktionen beobachtet worden sind, die aber doch nie zu vollkommener Heilung führten.

f) Spontanheilung von Hautcarcinomen. Hautcarcinome nehmen wegen ihrer relativen Gutartigkeit eine Sonderstellung ein; sie können spontan heilen. 7 Fälle.

g) Langsamer Verlauf von Carcinomen. Es handelt sich hier vor allem um Mammacarcinome. Der langsame Verlauf ist zum Teil der Ausdruck von Abwehrbestrebungen des Organismus.

h) Spätmetastasen und Spätrezidive. Freie Intervalle von 20 bis 30 bis 40 Jahren sind vielfach beobachtet worden. Diese langen Zeiten müssen bei der kritischen Beurteilung der Spontanheilungen und Heilungen nach unvollkommenem operativem oder palliativem Eingriff berücksichtigt werden.

Aus der Übersicht der Literaturfälle und aus unserer Umfrage geht hervor, daß einige Male Rückbildung von Krebsen beobachtet worden ist. Die *theoretische* Möglichkeit einer völlig spontanen Krebsheilung ist nicht von der Hand zu weisen, in Berücksichtigung der von uns aufgestellten Forderungen aber bis heute noch nie beobachtet worden.

Für das *praktische* Handeln geht daraus hervor, daß wir beim Carcinom mit einer Spontanheilung nicht rechnen dürfen, sondern den Krebs mit sämtlichen ärztlichen Hilfsmitteln bekämpfen müssen.

Literaturverzeichnis.

Aschoff, Pathologische Anatomie **2**, 583. Jena: Verlag Fischer 1923. — *Alsberg*, Kasuistische Beiträge zur Chirurgie des Magencarcinoms. Münch. med. Wschr. **1896**, Nr 50, 1225. — *Avramovici*, La guerison spontanée d'un cancer de la lèvre. Lyon chir. **24**, Nr 3, 257 (1927). — *Bircher*, Rezidiv und Spätmetastase eines Mammacarcinoms. Zbl. Chir. **1907**, Nr 26, 756. — *Blau*, Demonstration eines Präparates von Selbstexstirpation des Uterus. Zbl. Gynäk. **31**, 189 (1907). — *Boas*, Magenkrankheiten. Leipzig: Verlag Thieme 1925. — *Borst*, Allgemeine Pathologie der malignen Geschwülste. Leipzig: Verlag Hirzel 1924 — Die Lehre von den Geschwülsten 1 u. 2. Wiesbaden: Bergmann 1902. — *Boyd*, Tissue Resistence in Malignant Disease. Surg. etc. **21**, 306 (1921). — *Brettschneider*, Beitrag zur Heilbarkeit des Krebses durch palliative Behandlung. Arch. Gynäk. **92**, 107 (1910). — *Brosch*, Über neue Gesichtspunkte in der Behandlung suspekter Darmtumoren. Med. Klin. **1912**, Nr 17, 690. — *Bruns*, Die Heilwirkung des Erysipels auf Geschwülste. Beitr. klin. Chir. **3**, 443 (1888). — *Casper*, Über Rückbildung bösartiger Tumoren. Dtsch. med. Wschr. **1927**, Nr 2, 53. — *Ceelen*, Über einen Fall von Thrombendariitis pulmonalis carcinomatosa. Med. Klin. **1920**, Nr 4, 94. — *Clairmont*, Über ein Hypernephrom-Impfrezidiv in den Bronchiallymphdrüsen. Arch. klin. Chir. **73**, 620 (1904). — *Clarke*, Common surgical procedures. Their scientific status of cancer. Long Island med. J. **20**, Nr 3, 79 (1926). Ref. nach Z.org. Chir. **35**, 304 (1926). — *Cordes*, Über Spontanheilungsprozesse beim Sarkom. Bruns' Beitr. **131**, 311 (1924). — *Cramer*, Ergebnisse und Ziele der Krebsforschung. Z. Krebsforschg **26**, H. 3, 194 (1928). — *Crosbie*, A sor diagnozed as cancer of the lip in early life. Recovers without operation. Brit. med. J. **1899**, 338. — *Czerny*, Therapie der krebsigen Strikturen des Oesophagus, des Pylorus und des Rectums. Berl. klin. Wschr. **1897**, Nr 34—36, 733 — Warum dürfen wir die parasitäre Theorie für die bösartigen Geschwülste nicht aufgeben? Bruns' Beitr. **25**, 243 (1899) — Über die Behandlung inoperabler Krebse. Arch. klin. Chir. **61**, 287 (1900) — Über unerwartete Krebsheilungen. Zbl. Chir. **1907**, Nr 48, 1407 — Über den Gebrauch der Fulguration und der Kreuznacher Radiolpräparate bei der Behandlung der Krebse. Arch. klin. Chir. **90**, 136 (1909). — *Eliot*, Recurrence versus metastasis in carcinoma. Ann. Surg. **76**, Nr 3, 324 (1922). Ref. nach Z.org. Chir. **20**, 185 (1923). — *Erdheim*, Anatomische und klinische Untersuchungen über Primärgeschwülste vortäuschende Metastasen, insbesondere solcher des Adenocarcinoms der Schilddrüse. Arch. klin. Chir. **117**, 274 (1921). — *Erkes*, Rückbildung maligner Tumoren im Anschluß an palliative Eingriffe. Zbl. Chir. **1925**, Nr 51, 2877. — *Fischer*, Über das plötzliche Verschwinden von Tumoren. Dtsch. Z. Chir. **12**, 60 (1880). — *Flesch*, Zur Spontanheilung der Carcinome. Münch. med. Wschr. **1927**, Nr 37, 1589. — *Fraenkel*, Über die Heilbarkeit der Krebskrankheit. Ref. nach Z.org. Chir. **7**, 212 (1920) — Zur Frage der Dauerheilung nach Krebsoperationen. Wien. klin. Wschr. **1924**, Nr 5, 109. — *Freund*, Über die Methoden und Indikationen der Totalexstirpation des Uterus, speziell in bezug auf die Behandlung des Uteruscarcinoms. Beitr. Geburtsh. **1**, 343 (1898). — *Gerzen*, zit. nach *Prokin*. — *Frank, Godfrey*, Spontanous cure of cancer. Ref. in Zbl. Chir. **1911**, 607. — *Gould, Pearce*, Recurrence of Carcinoma of Stomach eighteen jears after partial gastrectomy. Brit. med. J. of Surg. **15**, Nr 58, 325 (1927). — *Guleke*, Beobachtungen über die Schnelligkeit des Geschwulstwachstums. Dtsch. Z. Chir.

Zur Frage der Spontanheilung von Carcinomen. 547

200, 524 (1927). — *Haberer*, Über einen seltenen Fall von Spätrezidiv nach Carcinom. Wien. klin. Wschr. **1902**, Nr 35, 892. — *Heinatz*, Über späte Krebsrezidive. Russk. Wtatsch **1902**, Nr 44. Ref. nach Zbl. Chir. **30**, 90 (1903). — *Handley, Sampson*, The national cure of cancer. Brit. med. J. **1909**, 582. — *Hansemann*, Bemerkungen zu vorstehendem Bericht (Hess). Dtsch. med. Wschr. **1913**, Nr 22, 1040 — Über Krebsprobleme. Zbl. Chir. **1914**, Nr 49, 1723. — *Hartmann*, Les résultats eloignées des résections gastriques dans le cancer de l'estomac. Presse méd. **1926**, Nr 17, 257. — *Hess*, Heilung eines Falles von Carcinoma uteri durch Probeauskratzung. Dtsch. med. Wschr. **1913**, Nr 22, 1038. — *Jordan*, Über Spätrezidive des Carcinoms. Dtsch. med. Wschr. **1904**, Nr 25 — Arch. klin. Chir. **74**, 379. — *Iselin*, Der pathologisch-anatomische Befund als Prognostikum für den Brustkrebs. Schweiz. med. Wschr. **1920**, Nr 2, 22. — *Judd*, Endresults in operation for cancer of the breast. Ref. nach Zbl. Chir. **1914**, 1143. — *Jung*, Sitzungsbericht der Gynäk. Gesellschaft der deutschen Schweiz. Schweiz. med. Wschr. **1927**, Nr 27, 746. — *Kahlen*, Über Carcinomrezidive. Arch. klin. Chir. **63**, 495 (1902). — *Kohn*, Zur Spontanheilung des Carcinoms. Dtsch. med. Wschr. **1926**, Nr 50, 2120. — *Konjetzny*, Spontanheilungen beim Carcinom, insbesondere beim Magencarcinom. Münch. med. Wschr. **1918**, Nr 11, 292. — *Koschier*, Zur Frage der relativen Gutartigkeit mancher Sarkome und Carcinome. Wien. klin. Wschr. **1910**, Nr 17, 618. — *Krönlein*, Klinische Nachträge. Bruns' Beitr. **41**, 178 (1904). — *Kümmel*, Vereinigung norddeutscher Chirurgen. Zbl. Chir. **1914**, 15. — *Labhardt*, Zur Frage der Dauerheilung des Krebses. Bruns' Beitr. **33**, 571 (1902) — Demonstration zur Spontanheilung des Carcinoms. Verh. d. schweiz. Naturf. Ges. **1927**, 241. — *Lomer*, Zur Frage der Heilbarkeit des Carcinoms. Z. Geburtsh. **50**, 305 (1903). — *Lubarsch*, Der heutige Stand der Geschwulstforschung. Klin. Wschr. **1922**, Nr 22, 1081. — *Mackey, Gordon*, A case that seems a suggest a clue to the possible solution of the cancer problem. Brit. med. J. **1907**, 138. — *Mandl*, Über den Mastdarmkrebs. Dtsch. Z. Chir. **168**, 145 (1922). — *Meyer, Robert*, Über seltene gutartige und zweifelhafte Epithelveränderungen der Uterusschleimhaut im Vergleich mit den ihnen ähnlichen Carcinomformen. 2. Schleimhauthyperplasie, 3. Plattenepithelknötchen, 4. Polypen, 5. Papillome. Z. Geburtsh. **85**, 441. — *Most*, Beitrag zur Spontanheilung inoperabler Carcinome. Bruns' Beitr. **139**, 35 (1927). — *Müller*, Beobachtungen über Rückbildung und Heilung großer Tumoren im Anschluß an unvollkommene diagnostische Eingriffe. Arch. klin. Chir. **118**, 830 (1921). — *Orth*, Über Heilungsvorgänge an Epitheliomen nebst allgemeinen Bemerkungen über Epitheliome. Z. Krebsforschg **2**, 399 (1904). — *Otsehkin*, zit. nach *Prokin*. — *Petersen*, Beiträge zur Lehre vom Carcinom. Bruns' Beitr. **32**, 543 (1901); **34**, 682 (1902). — *Petersen* und *Colmers*, Anatomische und klinische Untersuchungen über die Magen- und Darmcarcinome. Bruns' Beitr. **43**, 1 (1904). — *Prokin*, Zur Frage der Selbstheilung maligner Neubildungen. Russk. Klin. **7**, Nr 36, 506 (1927). Ref. nach Z. Krebsforschg **25**, 42 (1927). — *Prym*, Vollständige Entfernung eines Carcinoma uteri durch Probeauskratzung. Dtsch. med. Wschr. **1913**, Nr 26, 1247. — *Renaud*, Les cancers et leurs complications. Ref. nach Z. Krebsforschg **26**, 4 (1927). — *Ribbert*, Geschwulstlehre, S. 51. Bonn: Verlag Cohen 1904 — Über das Gefäßsystem und die Heilbarkeit der Geschwülste. Dtsch. med. Wschr. **1904**, Nr 22, 801 — Heilungsvorgänge im Carcinom nebst einer Anregung zu seiner Behandlung. Dtsch. med. Wschr. **1916**, Nr 10, 278. — *Roncali*, Intorno alla terapia naturale e spontana dei carcinomi. Ann. ital. Chir. **1**, 121, 332 u. 485 (1922). — *Rotter*, Polyposis recti-Adenoma malignum-Spontanheilung. Arch. klin. Chir. **58**, 357 (1899). — *Sauerbruch*, Die Behandlung bösartiger Geschwülste. Dtsch. med. Wschr. **1922**, Nr 55, 83, 122 u. 149. — *Schleiss*, zit. nach *Prokin*. — *Schmidt, M. B.*, Über die Krebszellenembolien in den Lungenarterien. Verh. Ges. dtsch. Naturforsch. **1887**, Tl. 2, S. 11 — Die Verbreitungswege der Carcinome und die Beziehung generalisierter Sarkome zu den leukämischen Bildungen. Z. Krebsforschg **1**, 346 (1903). — *Schuchardt*, Bericht über die Verhandlungen der 9. Versammlung der deutschen Gesellschaft für Gynäkologie. Zbl. Gynäk. **1901**, 663. — *Schüssler*, Processi di guarigione spont. nei carc. Münch. med. Wschr. **1913**, Nr 17, 952. — *Senger*, Zur Frage der spontanen Heilbarkeit des Krebses beim Menschen mit Demonstrationen. Verh. dtsch. Ges. Chir. **1894**, 171. — *Simon*, Die neueren Ergebnisse der Geschwulstforschung in ihrer Bedeutung für die Chirurgie. Bruns' Beitr. **131**, 70 (1924). — *Stratz*, Heilung von Carcinom durch Probeauskratzung. Zbl. Gynäk. **37**, Nr 31, 1141 (1913). — *Strauss, H.*, Zur Prognose der Pyloruscarcinome. Berl. klin. Wschr. **1901**, Nr 10, 664 — Dtsch. Z. Chir. **12**, 60 (1880). — *Strauss, O.*, Über die Spontanheilung des Carcinoms. Dtsch. med. Wschr. **1926**, Nr 43, 1805. — *Theilhaber*, Schutzvorrichtungen des Körpers gegen Epithelwucherungen und die Krebsbehandlung. Med. Klin. **1917**, Nr 41, 1084 — Können Carcinome spontan heilen? Dtsch. med. Wschr. **1903**, Nr 27, 1314 — Zur Lehre von der Spontanheilung der Carcinome. Dtsch. med. Wschr. **1912**, Nr 26, 1240. — *Theilhaber* und *Edelberg*, Zur Lehre von der Spontanheilung der Myome und Carcinome. Z. Krebsforschg **13**, 461 (1913). — *Trinkler*, Über die Grenzen spontaner Heilung bösartiger Tumoren im tierischen und menschlichen Organismus. Arch. klin. Chir. **122**, 151 (1922). — *Virchow*, Zur Entwicklungsgeschichte des Krebses. Virchows Arch. **1**, 138 (1847) — Zur Diagnose und Prognose des Carcinoms. Virchows Arch. **111**, 1 (1888). — *Wegele*, Zur chirurgischen Dauerheilung des Magenkrebses. Münch. med. Wschr. **73**, Nr 20, 819 (1926). — *Weibel*, Operationstechnik und Resultate beim Uteruscarcinom. Zbl. Gynäk. **37**, Nr 39, 1442 (1913). — *Weil*, Über die an der Breslauer chirurgischen Klinik von 1891—1911 wegen Krebs ausgeführten Magenresektionen und ihre Endresultate. Bruns' Beitr. **115**, 461 (1919). — *Weindler*, Unerwartete Erfolge bei inoperablen Uteruscarcinomen. Zbl. Gynäk. **31**, 632 (1907). — *Winterstein*, Über Enterolithen. Dtsch. Z. Chir. **193**, 409 (1925). — *Wolff*, Die Lehre von der Krebskrankheit. Jena: Verlag Fischer 1907—1913. — *Wolffheim*, Über den heilenden Einfluß des Erysipels auf Gewebsneubildungen, insbesondere bösartige Tumoren. Z. klin. Med. **92**, 507 (1921).

Curriculum vitae.

Ich, *Ruth Frauchiger von Spiez*, wurde am 4. August 1903 als Tochter des Friederich und der Frieda Frauchiger-Teufer in der Stadt Bern geboren. Ich besuchte die städtischen Schulen, erst in Bern, dann in Zürich und das Freie Gymnasium von Zürich, wo ich im Herbst 1922 die eidgenössische Matur bestand. Darauf studierte ich an der medizinischen Fakultät Zürich und bestand im Herbst 1925 das 2. propädeutische Examen und im Herbst 1928 das medizinische Staatsexamen. — Vom Sommer 1927 bis im Juni 1928 arbeitete ich meine Dissertation unter Leitung von Herrn Professor Clairmont aus. — Seit Januar 1929 bin ich als Volontärassistentin am Pathologischen Institut Zürich tätig.

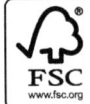

MIX
Papier aus verantwortungsvollen Quellen
Paper from responsible sources
FSC® C105338

If you have any concerns about our products,
you can contact us on
ProductSafety@springernature.com

In case Publisher is established outside the EU,
the EU authorized representative is:
**Springer Nature Customer Service Center GmbH
Europaplatz 3, 69115 Heidelberg, Germany**

Printed by Libri Plureos GmbH
in Hamburg, Germany